Magic043

蔬菜小學堂

近 100 種蔬菜介紹、挑選方式、保存方法與小常識

監修｜杉本晃章

譯者｜林毓芳

美術設計｜許維玲

編輯｜劉曉甄

校對｜連玉瑩

行銷｜石欣平

企畫統籌｜李橘

總編輯｜莫少閒

出版者｜朱雀文化事業有限公司

地址｜台北市基隆路二段 13-1 號 3 樓

電話｜02-2345-3868

傳真｜02-2345-3828

劃撥帳號｜19234566 朱雀文化事業有限公司

E-mail｜redbook@ms26.hinet.net

網址｜http://redbook.com.tw

總經銷｜大和書報圖書股份有限公司 （02）8990-2588

ISBN｜978-986-97227-3-5

初版一刷｜2019.02

定價｜380 元

出版登記｜北市業字第 1403 號

國家圖書館出版品預行編目

蔬菜小學堂：近100種蔬菜介紹、挑
選方式、保存方法與小常識／杉本
晃章 監修；林毓芳譯. -- 初版. -- 臺北
市：朱雀文化, 2019.02
面；公分 --（Magic；043）
ISBN 978-986-97227-3-5（平裝）
1.蔬菜 2.營養 3.蔬菜食譜

411.3   108001435

About 買書

●朱雀文化圖書在北中南各書店及誠品、金石堂、何嘉仁等連鎖書店均有販售，如欲購買本公司圖書，建議你
直接詢問書店店員。如果書店已售完，請撥本公司電話（02）2345-3868。

●● 至朱雀文化網站購書（http：//redbook.com.tw），可享 85 折起優惠。

●●●至郵局劃撥（戶名：朱雀文化事業有限公司，帳號 19234566），掛號寄書不加郵資，4 本以下無折扣，
5～9 本 95 折，10 本以上 9 折優惠。

蔬菜小學堂

近 100 種蔬菜介紹、
挑選方式、保存方法與小常識

杉本晃章 監修

林毓芳 譯

一起來認識好吃又有趣的蔬菜

· ·

　　蔬菜是我們日常生活經常攝取的食物來源。口感鮮嫩多汁且有益身體健康，是餐桌上不可缺少的食材。

　　然而，有這樣認知的人可能並不多。

　　「我總是只買同一種蔬菜。」

　　「我每次都做相同的料理。」

　　「因為不知道蔬菜的特徵，因此對於使用方法及保存方式都較為隨意。」

　　蔬菜和人一樣，都有著各式各樣不同的面貌與特性。

　　例如，與我們的味覺感知有關的項目，如產季、味道、香氣、口感等，左右身體健康的資訊，如富含的營養素與適合搭配的食材等，以及新鮮的特徵、依照不同保存方式所產生的變化，或是與伙食費控管有關的資訊等，皆呈現不同的樣貌。同時對於蔬菜的攝取，我們平時沒有特別留心。儘管蔬菜在生活中隨處可見，但也有不少人並沒有太多機會能深入了解與蔬菜相關的知識。

　　正因為蔬菜是我們每天都必須接觸的食材，因此若能熟悉且善用每個蔬菜不同的特性與樣貌，不但日常的買菜生活不再索然無味，更能提升料理的美味，同時維持身體的健康。

本書的章節是依照蔬菜主要的食用部位來做編排，分為葉菜類、莖菜類、果菜類‧水果、花菜類、根菜類、豆類及菇類等。從日常生活中可見的蔬菜，到稀少的品種，共介紹了 98 種的品項，並分別介紹蔬菜的特徵、營養價值、新鮮度的辨識與挑選方式、保存方法、產季、調理方法，以及有趣的相關小知識等，內容相當充實。

　　書末資料的內容包含介紹蔬菜營養與美味的食譜、有助於烹調的知識，以及與蔬菜生產有關的近況內容等。

　　本書也在最後附上蔬菜檢定測驗的模擬試題與詳解，測驗共分為三級，分別為學士級 (3 級)、博士級 (2 級) 以及教授級 (1 級)。將本書閱讀完畢後，可藉由測驗來回顧並檢視自己的實力。

　　這本書適用於各式各樣的人，無論是對料理有興趣的人、想在家人面前展現廚藝的人、正在學習烹飪的人、即將開始獨立生活的人，還是不愛下廚卻熱愛美食的人，都能在這本書裡找到實用的知識。

　　此外，在此亦簡單向讀者說明，有關本書蔬菜介紹的篇幅與排列，因日本的 14 種「指定蔬菜」(p145) 是消費量最多且重要的蔬菜，因此屬於該分類的蔬菜皆以分為 2 頁的較大篇幅詳細介紹。除此之外的蔬菜介紹，不論是篇幅多寡或排列方式皆無其他代表意義。以上簡單說明供讀者參考。

　　接下來，讓我們一起進入好吃又有趣的蔬菜世界吧！

編輯部

··· 目錄 ··

第八章	了解蔬菜　更進一步

第九章	蔬菜檢定

蔬菜小專欄

◆ 如何使用本書

(以下為示範頁面內容)

❶ 高麗菜 Cabbage

❷
學名：*Brassica Oleracea*
分類：十字花科蕓薹屬
原產地：地中海、大西洋沿岸
日本品種 & 產地：請見 P.152

❸ 葉菜類的代表

高麗菜一年四季皆有栽培，但依據收穫時期的不同，可大致分為春玉高麗菜（春）、高原高麗菜（夏）、寒玉高麗菜（冬）等。在營養方面，富含稱為「Cabagin」的維他命U營養成分，能抑制胃酸過度分泌，包進胃腸黏膜的修復，以及預防及改善胃潰瘍等腸胃疾病等。此外，高麗菜的外葉與菜心周圍富含維他命C，而外葉亦含有豐富的胡蘿蔔素。

高麗菜的正式名稱為「甘藍」，日治時期日本為了在台灣推廣種植，宣傳其營養價值有如韓國高麗蔘一般，所以被稱為高麗菜；又有一說是高麗菜為荷蘭引進來台灣，高麗菜的荷蘭語為「Kool」，發音與台語的「高麗」相似，因而稱之。高麗菜是秋冬時的台灣平地常見的蔬菜，主要產地為彰化、雲林、嘉義等地；夏季的栽培區則以宜蘭、台中、南投等海拔約1,500公尺的高冷地區為主。主要的品種有初秋、雪翠、台中1號、台中2號等。

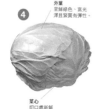

❹ 外葉
呈鮮綠色、富光澤且緊實有彈性。

菜心
切口鮮新鮮

❺【 主要的營養素 】
胡蘿蔔素 / 維他素C / 維他素U / 膳食纖維

❻【 挑選方式 】
直挑選葉片呈新鮮的綠色，切口處未發黑者為住。若為蔬果店內已切好高麗菜，其切口面未鼓起者為佳。

❼【 保存方法 】
將高麗菜的菜心挖出，並以沾濕的原房紙巾充塞包覆在菜心切口處，避免水分充分滲透至菜葉裡。切下的菜心則用保鮮膜包裹。

❽【 適合搭配的食材 】
蛤蜊　檸檬　葡萄柚

高麗菜含有大量不耐熱的水溶性維他素C，因此適合製成沙拉並搭配檸檬製成的沙拉醬。若為加入貝類或雞肉所製成的燉煮料理，建議連同湯底一起食用。

---

❾ 美味小提醒

◎ 前置作業

春玉高麗菜呈現淺綠色、葉片較薄，因此適合製成生菜沙拉。因其水分含量較豐富，亦適合切絲後搭配肉類做料理一同食用。燙泡冰水可使高麗菜變得爽脆，吃起來更美味。寒玉高麗菜的葉片較厚，微煮後也不易破裂，煮愈久愈能引出其本身的鮮甜，適合製成高麗菜捲，以及厚切培根馬鈴薯高麗菜燉湯等料理。

◎ 調理方式

切高麗菜絲時，從外側小心地將葉片一層一層剝開，清洗後捲成筒狀，從端點開始切絲，即可完成細絲狀的高麗菜絲。製作須使用葉片葉子的料理，如高麗菜捲等，可先將菜心切除分離，單獨使用葉子將食材包住。將剩餘的菜心微煮後能增加湯頭的甜味，建議加入鍋內一起熬煮，不要丟棄。

◎ 食譜：水煮高麗菜拌鹽昆布

· 材料：（2人份）
　高麗菜 1/4 顆、鹽昆布少量、鹽（加鹽水煮用）少許
❶ 將高麗菜切成不規則大小，放入滾燙的水中，加鹽水煮。
❷ 將煮熟的高麗菜放入瀝水網將水分瀝乾，使溫度下降。
❸ 水分充分瀝乾後，加入鹽昆布攪拌即可。

❿ 高麗菜的主要種類

除了一般常見的初秋、雪翠等高麗菜外，高麗菜還有許多種類。

種類	特徵
丸玉（綠球甘藍）	特微是渾圓的球形，葉片薄、分捲且厚，部很軟嫩，葉子呈現鮮亮的綠色，適合製成涼漬蔬菜。
紫甘藍	葉片的表面及內裡皆呈現濃亮的紫色，具有強烈抗氧化作用的天然色素花青素，適合醃漬。
抱子甘藍	原產地也比利時，生長附著在葉子上的膨芽所結成的球狀，大小為一口可吃下的程度。
抱子羽衣甘藍（Petit Vert）	抱子甘藍和羽衣甘藍的配種，甜度高，食用時口裡會散發一股高雅的甜味。

⓫ · 高麗菜小知識

古時候的希臘與羅馬人，高麗菜曾用來當作草藥，用以調理腸胃不適的問題。另外，泡笑的法文是「chou à la crème」，其中「chou」就是高麗菜的意思，因其包覆奶油的外皮形狀與高麗菜相似而得名。

(頁碼 8 / 9)

說明

❶ 蔬菜名稱
蔬菜的名稱。

❷ 基本資料
包含學名、英文名稱、日文名稱、分類以及原產地。

❸ 蔬菜的特徵
主要從外觀、種類、營養素的觀點來介紹蔬菜的特徵。同時介紹此蔬菜在台灣的種類、產區及產期。

❹ 照片
蔬菜的照片，並使用畫線標記位置的方式來說明辨識新鮮度的方式。

❺ 主要的營養素
從蔬菜所包含的營養素中，列舉出幾項主要的營養素。並以顏色作為區分，維生素以綠底、礦物質以粉紅底、總碳水化合物以橘底、脂肪以紫底、蛋白質則以黃底標示。

❻ 挑選方式
介紹如何挑選新鮮且美味的蔬菜。

❼ 保存方法
介紹能維持蔬菜新鮮的保存方法。

❽ 適合搭配的食材
介紹一些搭配食用時，在營養層面有益的食材。同時，根據所含的營養成分，以「六大類食物」作為分類標準，將外框以顏色加以區分。

第1類：魚、肉、蛋、大豆製品
第2類：牛奶、乳製品、海藻、小魚
第3類：黃綠色蔬菜
第4類：淺色蔬菜、水果
第5類：穀類、根莖類、醣類
第6類：油脂類、富含脂肪的食品

❾ 美味小提醒
介紹調理蔬菜時的實用知識。

❿ 主要種類
介紹該項蔬菜的相關種類。

⓫ 蔬菜小知識
介紹能加深蔬菜相關知識的內容，如特徵、品種、歷史及軼事等。

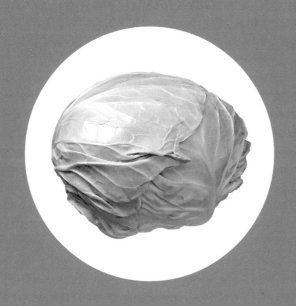

【第一章】

葉菜類

以葉子為主要食用部分的蔬菜稱為「葉菜類」。

除了菠菜、小松菜這類一眼就可看出是葉菜類的蔬菜之外,高麗菜、白菜、萵苣等葉子呈圓球狀的「結球葉菜類」,也屬於此類。

葉菜類包含了各式各樣種類豐富的蔬菜,並廣泛應用在各種料理,如生菜沙拉的組成即以葉菜類為主。菜類也常用以作為點綴餐盤的配料,香草類的蔬菜也是讓料理充滿迷人香氣不可或缺的要角。

高麗菜 *Cabbage*

學名：*Brassica Oleracea*
分類：十字花科蕓薹屬
原產地：地中海、大西洋沿岸
日本品種 & 產地：請見 P.154

葉菜類的代表

高麗菜一年四季皆有栽植，但依據收穫時期的不同，可大致分為春玉高麗菜（春）、高原高麗菜（夏）、寒玉高麗菜（冬）等。在營養方面，富含稱為「Cabagin」的維他命U營養成分，能抑制胃酸過度分泌、促進胃腸黏膜的修復，以及預防及改善胃潰瘍等腸胃疾病等。此外，高麗菜的外葉與菜心周圍富含維他命C，而外葉亦含有豐富的胡蘿蔔素。

高麗菜 在台灣

高麗菜的正式名稱為「甘藍」，日治時期日本為了在台灣推廣種植，宣傳其營養價值有如韓國高麗蔘一般，所以被稱為高麗菜；又有一說是高麗菜為荷蘭引進來台灣，高麗菜的荷蘭語為「Kool」，發音與台語的「高麗」相近，因而稱之。高麗菜是秋冬時節台灣平地常見的蔬菜，主要產地為彰化、雲林、嘉義等地；夏季的栽培區則以宜蘭、台中、南投等海拔約1,500公尺的高冷地區為主。主要的品種有初秋、雪翠、台中1號、台中2號等。

外葉
呈鮮綠色、富光澤且緊實有彈性。

菜心
切口處新鮮

【 主要的營養素 】

胡蘿蔔素	維他素 C	維他素 U	膳食纖維

【 挑選方式 】

宜挑選葉片呈新鮮的綠色，切口處未發黑者為佳。若為蔬果店內已切好高麗菜，其切口面未鼓起者為佳。

【 保存方法 】

將高麗菜的菜心挖出，並以沾濕的廚房紙巾完整包覆在菜心切口處，讓水分充分滲透至菜葉裡。切下的菜心則用保鮮膜包裹。

【 適合搭配的食材 】

蛤蜊　檸檬　葡萄柚

高麗菜含有大量不耐熱的水溶性維他素C，因此適合製成沙拉並搭配檸檬製成的沙拉醬。若為加入貝類或雞肉所製成的燉煮料理，建議連同湯底一起食用。

美味小提醒

◉ 前置作業

春玉高麗菜呈現淺綠色、葉片較薄,因此適合製成生菜沙拉。因其水分含量較豐富,亦適合切絲後搭配肉類料理一同食用,浸泡冰水可使高麗菜變得鮮脆,吃起來更美味。寒玉高麗菜的葉片較厚,燉煮後也不易破裂,煮愈久愈能引出其本身的鮮甜,適合製成高麗菜捲,以及厚切培根馬鈴薯高麗菜燉湯等料理。

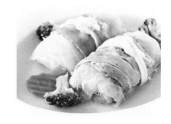

◉ 調理方式

切高麗菜絲時,從外側小心地將葉片一層一層剝開,清洗後捲成筒狀,從端點開始切絲,即可完成細絲狀的高麗菜絲。製作須使用整片葉子的料理,如高麗菜捲等,可先將菜心切除分離,單獨使用葉子將食材包住。將剩餘的菜心燉煮後能增加湯頭的甜味,建議加入鍋內一起熬煮,不要丟棄。

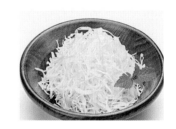

◉ 食譜:水煮高麗菜拌鹽昆布

- **材料:(2人份)**
  高麗菜 1/4 顆、鹽昆布少量、鹽(加鹽水煮用)少許

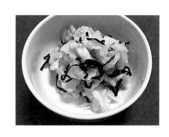

1. 將高麗菜切成不規則大小,放入滾燙的水中,加鹽水煮。
2. 將煮熟的高麗菜放入瀝水網將水分瀝乾,使溫度下降。
3. 水分充分瀝乾後,加入鹽昆布攪拌即可。

高麗菜的主要種類

除了一般常見的初秋、雪翠等高麗菜外,高麗菜還有許多種類。

丸玉(綠球甘藍)	特徵是渾圓的球形,葉片雖十分捲且厚,卻很軟嫩,葉子呈現漂亮的綠色。適合製成淺漬蔬菜。
紫甘藍	葉片的表面及內裡皆呈現漂亮的紫色,具有強烈抗氧化作用的天然色素花青素,適合醃漬。
抱子甘藍	原產地在比利時,為附著在葉子上的腋芽所結成的球芽。大小約一口可吃下的程度。
抱子羽衣甘藍 (Petit Vert)	抱子甘藍和羽衣甘藍的配種,甜度高,食用時口裡會散發一股高雅的甜味。

・高麗菜小知識

古時候的希臘與羅馬,高麗菜曾用來當作草藥,用以調理腸胃不適的問題。另外,泡芙的法文是「chou à la crème」,其中「chou」就是高麗菜的意思,因其包覆奶油的外皮形狀與高麗菜相似而得名。

白菜 *Chinese cabbage*

學名：*Brassica rapa L. var. pekinensis Rupr.*
分類：十字花科蕓薹屬
原產地：地中海、大西洋沿岸
日本品種 & 產地：請見 P.154

吃火鍋不可缺的低熱量食材

白菜是代表東方的蔬菜之一。分為「結球」、「半結球」、「非結球」三種類型，但現在主要常見的白菜幾乎都是內側呈黃色帶狀的黃芯系「結球白菜」（如下圖）。特徵是含水量高、熱量低，並帶有清脆的口感。亦富含鉀及維生素C，有助於預防高血壓及提高免疫力。白菜除了是火鍋及醃漬物所不可或缺的食材外，亦適合拌炒、燉煮等各種料理方法。

台灣常見的品種有「山東白菜」、「包心白菜」、「天津白菜」三種類型，目前台灣四季幾乎都有生產，但以冬季為盛產期，產地多集中在彰化及雲嘉南。白菜的特徵是含水量高、熱量低，並帶有清脆的口感。不過不同品種的白菜，有其不同料理方式，山東白菜適合久煮與醃漬；包心白菜適合清炒或製成白菜滷；至於比較少見的天津白菜，則取其白菜心部分食用。

葉
葉薄且軟嫩

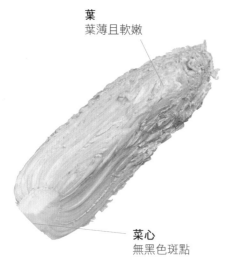

菜心
無黑色斑點

【 主要的營養素 】

胡蘿蔔素　維生素 C

【 挑選方式 】

拿起來沉甸甸，葉子包合緊密結實者佳。若已經切開，應選擇切面平整，切口處呈現白色且水分充足的白菜。

【 保存方法 】

橫放時，葉片容易因重量過重而擠壓受傷，因此建議直立擺放。使用時應由外向內一層層將葉子剝去。切開的白菜應用保鮮膜包裹後放入冰箱冷藏。

【 適合搭配的食材 】

 昆布　 紫菜　 胡蘿蔔

白菜富含能抑制癌症發生的吲哚類化合物，若與富含胡蘿蔔素的蔬菜一起調理，能提升抗癌效果。製成醃白菜能增加乳酸菌。

美味小提醒

◉ 前置作業

白菜的葉子與葉梗受熱程度差異較大,料理前可先將葉子與葉梗分開。切的時候應沿著白色的部分仔細地將葉梗與葉子切開。因薄片能增加整體的表面積,因此將葉梗切成薄片,料理時更容易入味。

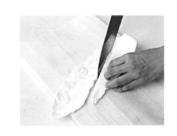

◉ 調理方式

炒白菜的時候容易出水,建議用大火快炒的方式在短時間內炒熟。汆燙或燉煮時,加入少量湯汁後蓋上鍋蓋慢慢燉煮,便能煮出白菜清甜的香味。此外,白菜也能與柑橘類水果搭配製成生菜沙拉,或做成醃白菜,料理方式十分多元且廣泛。

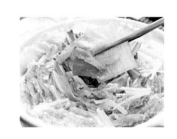

◉ 食譜:白菜淺漬料理

▪ **材料:(2 人份)**
白菜 1/4 顆、鷹爪辣椒 1 根、鹽 1 大匙

① 將白菜切成一大塊,稍微用清水沖洗後,與鹽一起放入碗裡搓揉。

② 將鷹爪辣椒放入 ① 的碗裡,連同鹽一起搓揉。

③ 放入保鮮袋後,置於冰箱冷藏約 2 ～ 3 小時。

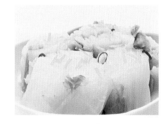

白菜的主要種類

除了上述常見的種類外,還有以下幾種品種。

黃心白菜	外表與一般白菜沒有差異,但內葉顏色較深、接近橙黃色,營養價值高。
竹筍白菜	原產地在中國,特徵是長度超過 50 公分的細長外表。水分相對較少,適合做成泡菜。
迷你白菜	優點為大小適中,約為一個家庭一餐就能吃完的分量,葉子蓬鬆地捲在一起。
紫白菜	葉子柔軟且表面無細毛,適合生吃。體積比一般白菜小,汆燙或燉煮時會出現紫色的湯汁。

・白菜小知識

中國大陸壯族有一種稱為「扁爐」的火鍋料理,便是用香菇熬成湯底,加入豬肉及大量的白菜,並僅以麻油調味的鄉土料理。

菠菜 *Spinach*

學名：*Spinacia oleracea L.*
分類：藜科菠菜屬
原產地：西亞
日本品種 & 產地：請見 P.154

蔬菜界營養價值特優班

菠菜在高營養價值的黃綠色蔬菜家族中，也是特別突出的成員，含有豐富的維生素及礦物質。目前常見的菠菜多為東洋種及西洋種所混種栽培的新品種。冬季採收的菠菜富含維生素C。菠菜富含鐵質，不但有助於提高身體對鐵的吸收，與有造血功能的葉酸相輔相成，更能達到預防貧血的效果。

提到菠菜，不能不提大家耳熟能詳的大力水手——卜派。每次碰到危險的時候，他總會從身上拿起一罐菠菜，吃下去後就力大無窮。這雖然是卡通情節，但菠菜豐富的營養成分，也是眾所皆知。台灣常見的菠菜有：梨山菠菜、南部菠菜。生長在梨山的梨山菠菜，植株較南部菠菜小，滋味甘美，價位較高；南部菠菜個頭比梨山菠菜大，不過上市時間比梨山菠菜晚。許多人品嘗菠菜時，只吃青葉翠梗，捨棄了紅色的根，但菠菜鐵質含量最多的地方，正是紅色的根部，這也是為什麼它有「紅嘴綠鸚哥」的美名。要注意的是，菠菜含草酸較多，不能和豆腐一起煮食，否則容易泌尿器官結石哦！

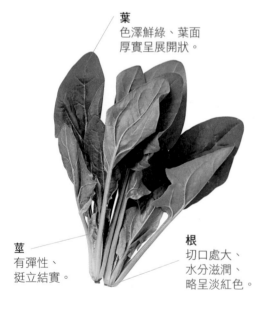

葉
色澤鮮綠、葉面厚實呈展開狀。

莖
有彈性、挺立結實。

根
切口處大、水分滋潤、略呈淡紅色。

【 主要的營養素 】

維生素 E　維生素 K　葉酸　鉀　鐵

【 挑選方式 】

挑選切口新鮮、葉面厚實的菠菜，根部呈現紅色者較為甘甜。應避免挑選葉子發黑或發黃的菠菜。

【 保存方法 】

菠菜不建議過於乾燥。應以濕潤的報紙包裹後放入保鮮袋 以直立的方式放置冰箱冷藏保存。另外，也可以將菠菜快速汆燙、將水分充分擠出，並切至適當大小後放入冰箱冷凍保存。

【 適合搭配的食材 】

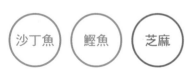

沙丁魚　鰹魚　芝麻

因菠菜富含造血作用所必需的鐵、葉酸、錳等營養素，因此若與蛋白質一起攝取，有助於預防貧血。另外，芝麻與花生富含維生素E，與菠菜一同攝取，能提高營養素對人體的成效。

美味小提醒

◉ 前置作業

一般來說，菠菜的莖愈粗紅，產生的苦澀成分（草酸）也愈多。因此，調理前都會先將菠菜汆燙一次，將苦澀成分煮出。但隨著品種改良的進步，現在愈來愈多即使生吃也不會有苦澀味的菠菜品種。但相反地，如果水煮時間過長，亦會使豐富的營養素流失，因此應以短時間迅速完成汆燙為原則。

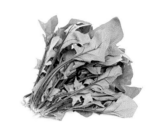

◉ 調理方式

在一大鍋滾水裡加鹽，從菠菜的莖部開始慢慢放入熱水中水煮，直到葉子沉入。不須蓋上鍋蓋，直接用大火快速加熱、煮熟、撈起後浸泡冷水，讓菠菜迅速冷卻，最後將水分充分瀝乾。

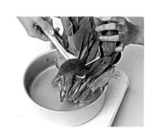

◉ 食譜：涼拌菠菜

- **材料：（2 人份）**
  菠菜 1 把、鹽少許、鰹魚片少許、醬油少許

① 將菠菜充分洗淨（根部聚集許多營養素，建議與莖葉一同洗淨即可，不須切除）。

② 在一鍋滾水加入鹽，並將菠菜放入鍋中煮熟後，撈起將水分瀝乾。

③ 將菠菜的水分充分瀝乾後，切成一口大小，最後撒上鰹魚片、淋上醬油即大功告成。

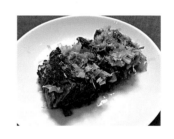

菠菜的主要種類

東洋種的葉緣呈較尖的鋸齒狀，西洋種的葉片較圓，無鋸齒狀。

皺葉菠菜	在室外栽培，讓菠菜度過寒冬的環境，又稱「越冬菠菜」。特徵是葉子較為肥厚且甜味較高。
紅梗菠菜	特徵為紅色的葉梗與葉脈。澀味較淡可直接生吃，能有效攝取容易因水煮而流失的維生素 C。
沙拉菠菜	為製成生菜沙拉而改良的品種，適合生吃。澀味較少，莖部纖細柔軟，因此較為方便入口。

• 菠菜小知識

《大力水手》是美國著名漫畫，當中的大力水手吃了菠菜後會充滿能量、力大無比，但他其實是當時美國的素食協會為了推廣素食主義而創造出來的人物，據說這部漫畫一開始連載時設定並不是菠菜，而是吃掉一整顆高麗菜。

水菜 *Potherb Mustard*

學名：*Brassica rapa L. var. laciniifolia*
分類：十字花科蕓薹屬
原產地：日本
日本品種 & 產地：請見 P.154

營養均衡的京都水菜

水菜的原產地為日本京都，又稱為「京菜」，因在田地的作物間引水栽培而得名。水菜的品種包含「赤水菜」、「壬生菜」等。水菜也是營養均衡的黃綠色蔬菜，富含能維持肌膚及黏膜健康的胡蘿蔔素與各種維生素、礦物質及膳食纖維，與含有蛋白質的食材一起食用有助於保養肌膚及預防感冒。

水菜在台灣

有時在日本拉麵店吃拉麵時，會享用到幾片很特殊的蔬菜。這蔬菜葉子呈翠綠色，葉子鋸齒裂開，莖的部分呈白色，看起來很漂亮，與拉麵其他配料搭配非常美麗。尤其是這蔬菜嘗起來，口感清香爽口，一問之下，才知它叫水菜，是由日本引進來的品種。水菜喜歡在溫暖微涼的氣候中生長，台灣天候較日本溫暖，基本上一年四季皆可種植，但冬天較夏天來得茂盛。水菜目前在台灣採小規模生產，雲林的二崙跟西螺都有種。水菜的料理多半做沙拉、煮湯或火鍋，滋味頗受歡迎。

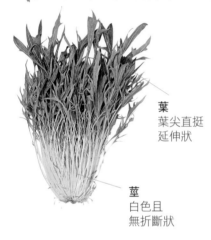

葉
葉尖直挺
延伸狀

莖
白色且
無折斷狀

【 主要的營養素 】

胡蘿蔔素	維生素 E	維生素 K	維生素 C	鉀 鈣 鎂

【 挑選方式 】

挑選葉尖直挺延伸且莖部呈白色者佳；莖部有折斷情形者老壞速度較快。

【 保存方法 】

用沾濕的報紙包起來、放入保鮮袋後置於冰箱冷藏保存。以直立的方式擺放，能延長保存時間。

【 適合搭配的食材 】

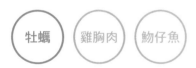

牡蠣	雞胸肉	魩仔魚

因水菜富含能維持肌膚及黏膜健康的胡蘿蔔素及維生素C，與含有蛋白質的食材一起食用，有助於保養肌膚及預防感冒。

美味小提醒

水菜含有豐富的水溶性維生素，適合以生菜沙拉或料理配菜的方式呈現。將水菜切碎並加鹽搓揉後可提升口感。用雞胸肉或魩仔魚涼拌水菜，並依照喜好加以調味後，就能成為一道佳餚。因水菜具有消除肉類腥味的功效，因此也成為火鍋料理所倚重的食材。

·水菜小知識

水菜的種植分為水耕栽培及室外栽培等兩種方式。水菜是由一株，慢慢分支成數百株以上的葉子，大株的水菜稱為「千筋京水菜」。變種水菜的葉緣呈現圓弧狀，並帶有些許辛辣味。

菊苣 *Endive*

學名：*Cichorium endivia L.*
分類：菊科菊苣屬
原產地：地中海沿岸
日本品種＆產地：請見 P.154

口感微苦的二年生草本植物

菊苣大致可分為橢圓形的圓葉品種與彎曲呈鋸齒狀葉片的品種，帶有特殊的風味與苦味，口感佳，常用來燉煮、當作生菜沙拉或肉類料理配菜。

在台灣 原為歐洲及地中海沿岸盛產的菊苣，引入台灣成為對眼睛有極佳養護之效的藥用植物，現在台灣已大量栽培生產，逐漸成為餐桌菜餚。

葉 黃色部分多，尚未變色。

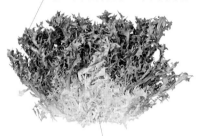

葉梗 切口處新鮮水嫩

【 主要的營養素 】 胡蘿蔔素 鉀 鈣

【 挑選方式 】 挑選切口處新鮮，葉子前端纖細捲曲，拿起來有重量感者為佳。

【 保存方法 】 以沾濕的報紙包裹並放入保鮮袋，以直立的方式置於冰箱冷藏。

紫菊苣 *Red chicory*

學名：*Cichorium intybus*
分類：菊科菊苣屬
原產地：歐洲、北美
日本品種＆產地：請見 P.154

帶有巧妙點綴前菜的鮮豔色澤

紫菊苣的原生種廣泛分布在法國與義大利，喜好涼爽的氣候環境。葉厚而柔軟，口感清脆。外觀與紫高麗菜相似，但紫菊苣帶有苦味，與紫高麗菜是完全不同的蔬菜。

在台灣 目前在台灣的產量並不算多，僅在一些有機農場栽種，同時台灣常以「吉康菜」稱之。

葉 葉尖不乾燥，形狀渾圓，葉片緊密包覆。

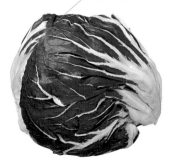

【 主要的營養素 】 維生素K 葉酸 多酚

【 挑選方式 】 挑選形狀渾圓，葉片緊密包覆者。葉尖乾燥者品質不佳。

【 保存方法 】 因不耐乾燥的環境，應以保鮮膜緊密包裹後放入冰箱冷藏。

萵苣

Lettuce

學名：*Lactuca sativa L.*
分類：菊科萵苣屬
原產地：地中海沿岸至西亞
日本品種 & 產地：請見 P.154

生吃能完整保留營養成分的生菜沙拉之王

萵苣是生菜沙拉中不可或缺的蔬菜。主要可分為四種類型，分別為結球型萵苣，如常見的結球型（下圖）與類似奶油生菜的半結球型；還有皺葉型萵苣，以「紅葉萵苣」為代表；以及立生型萵苣，如「蘿蔓萵苣」，以及以莖部為食用部位的嫩莖萵苣等。營養素含量最豐富的是皺葉型萵苣及奶油生菜。莖部切開時所流出的白色汁液為「山萵苣苦素（Lactucopicrin）」，具有催眠、鎮靜的效果。

萵苣在台灣

萵苣在台灣的種類繁多，中、南部是主要產區，常見的有結球萵苣、奶油生菜、蘿蔓、紅橡葉萵苣、大陸妹、A菜等，各有不同的食用方式，例如含豐富礦物質和維生素A、B、C的結球萵苣，甘中帶苦味，以蠔油、大蒜拌炒或是當作沙拉生吃，都很合適；或常作為菜盤飾底之用，生吃或快炒的皺葉萵苣；而半球型萵苣的代表則是火鍋好夥伴——「大陸妹」，主產地在中國，原名為「福山萵苣」，引進台灣後被稱作大陸妹，它的口感鮮脆，清炒或氽湯後沾醬最能吃出自然的香甜；而我們常吃的A菜，則屬於不結球萵苣，它正式名稱為「台灣萵苣」、「尖葉萵苣」。

葉
呈淡綠色、微微蓬鬆的結球狀。

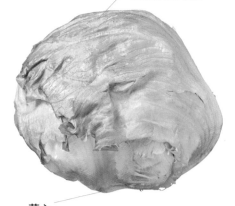

菜心
切口處呈白色、約十元硬幣大小

【 主要的營養素 】

| 胡蘿蔔素 | 維生素 K | 維生素 B1 | 維生素 C | 鉀 |

【 挑選方式 】

適合生食的萵苣愈新鮮愈好，宜挑選產地近、新鮮、水分飽滿以及切口處偏白者為佳。切口處可挑選約十元硬幣大小者。

【 保存方法 】

在萵苣的切口處墊上沾濕的廚房紙巾後以保鮮膜包覆，以防止乾燥。因新鮮度容易流失，建議及早食用完畢。

【 適合搭配的食材 】

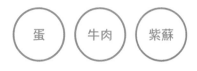

蛋　牛肉　紫蘇

萵苣除了含有適量的維生素、礦物質外，亦含有胡蘿蔔素，與蛋、牛肉一起油炒能提高身體的吸收率。

美味小提醒

◉ 前置作業

如以刀具切萵苣，切口會在短時間變成褐色，因此製作生菜沙拉時，建議徒手將萵苣撕開即可。為了延長保存期限，可先將菜心挖出，並以沾濕的廚房紙巾完整包覆在菜心切口處。挖菜心時也請勿使用刀具，建議用手指捏住菜心後以旋轉的方式取出。若發生必須使用刀具處理萵苣的情況，切下後宜立刻泡水 5 ～ 10 分鐘，或灑上檸檬汁，以防止變色。

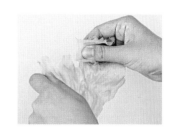

◉ 調理方式

萵苣是料理方式多元的蔬菜，雖然大部分都製成生菜沙拉食用，但也可切絲後當作湯的配料，以及蒸煮或油炒。中華料理中，亦可見將萵苣的葉子當作襯底容器使用的吃法，如拗成杯狀盛裝炒肉末，或包住烤肉片食用等等。

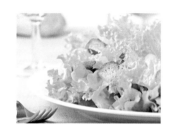

◉ 食譜：水煮蛋萵苣沙拉

- **材料：（2 人份）**
  萵苣 2 ～ 3 片、蛋 1 顆、鹽少許

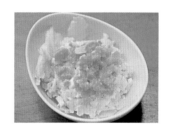

1 先在水裡加入鹽，並將蛋放入水中水煮，製成水煮蛋。
2 將水煮蛋的殼剝掉後，以叉子將之拌碎。
3 用手將萵苣的葉子撕下後以冷水洗淨，並將水瀝乾。
4 在盤子上放上處理好的萵苣，將拌碎的水煮蛋平均撒在萵苣上。

萵苣的主要種類

除了下述種類外，尚有包烤肉用的「綠拔葉萵苣」以及「皺葉萵苣」等。

蘿蔓萵苣（科斯萵苣）	為葉梗縱長的半結球品種，外表近似白菜，是用來作為凱撒沙拉的主要蔬菜。
紅葉萵苣	皺葉萵苣的一種，特色是紅色的葉尖。葉子輕薄而柔軟，是一種富含胡蘿蔔素的黃綠色蔬菜。
奶油生菜	結球品種，但葉子較蓬鬆，除了芯以外的部分皆觸感柔和、滑順地層層疊在一起。
捧花萵苣（Bouquet Lettuce）	由非結球品種萵苣所改良的品種，葉子的形狀近似新娘捧花而得名。

• 萵苣小知識

萵苣的英文名 lettuce 源自法文「乳」的 lac 一詞，切開萵苣時會流出一種稱為「皂苷」的白色乳狀汁液而得名。另外，只有萵苣的沙拉稱為「蜜月沙拉」，因「只有萵苣」的英文為「lettuce alone」，其發音近似「Let us alone」（讓我們獨處）。

綠拔葉萵苣 *Korean Lettuce*

| 學名：*Lactuca sativa* |
| 分類：菊科萵苣屬 |
| 原產地：中國、中東 |
| 日本品種＆產地：請見 P.154 |

搭配肉類食用能提升營養吸收率

常見於韓國烤肉中，將烤肉包住後一起食用，滋味甜脆無苦味，汆燙、炒食、煮湯皆可。烤肉時一起搭配食用，不但能同時攝取肉類的蛋白質與綠拔葉萵苣的鈣質，其含有的膳食纖維亦能有效降低膽固醇的濃度。綠拔葉萵苣耐寒又耐熱，易栽培，現在台灣也有栽種。

葉 呈鮮綠色、緊實有彈性。

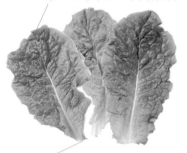

切口處 尚未變紅

【 主要的營養素 】

維生素 E　維生素 C　鉀　鈣　鐵

【 挑選方式 】 挑選葉子緊實有彈性、鮮綠以及富有水分者。

【 保存方法 】 用濕潤的報紙包裹放入保鮮袋內，以直立的方式置於冰箱冷藏。

韭菜 *Chinese chives*

| 學名：*Allium tuberosum* |
| 分類：石蒜科蔥屬 |
| 原產地：中國西部 |
| 日本品種＆產地：請見 P.154 |

整株都美味的高滋補蔬菜

一般可將韭菜分為「韭菜」、「韭黃」，以及以花莖為採收部位的「韭菜花」等。含有豐富的蒜素，具有滋補強身的效果，自古以來便常作為中藥成分的一種。

在 台灣有句俗諺：「一月蔥、二月韭。」意思是農曆二月的韭菜最有滋味。因為每年農曆二月入春之際，氣溫不高，日照長度適中，特別適合韭菜生長，此時韭菜長得好，口感也特別香甜。

葉
挺直伸長，
葉片較寬。

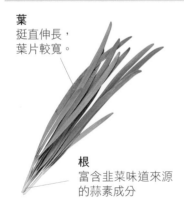

根
富含韭菜味道來源
的蒜素成分

【 主要的營養素 】

維生素 A　維生素 E　維生素 K　胡蘿蔔素　維生素 C

【 挑選方式 】 挑選葉子挺直、色澤翠綠、葉片較寬且質地柔軟者。

【 保存方法 】 保鮮膜包裹後以直立的方式放入冰箱冷藏保存，以避免葉子壓傷。

苦苣 *Chicory*

學名：*Cichorium intybus*
分類：菊科菊苣屬
原產地：歐洲、北美
日本品種 & 產地：請見 P.154

富含菊苣酸能提升肝臟功能

苦苣的嫩芽常用於法國料理，其豐富的膳食纖維有助緩解便祕問題，富含的菊苣酸（Cichoric acid）成分具有提升肝臟功能以及促進消化等作用。除了歐洲、北美外，在中國現也已有人工栽培。苦苣軟化後苦味減少，口感也較為柔軟，除熟食外，亦可生食涼拌，有明目、解熱之用。

葉　帶有白至淡黃色的漸層

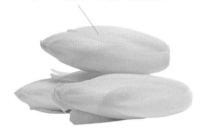

【 主要的營養素 】

葉酸　膳食纖維　菊苣酸

【 挑選方式 】　宜挑選葉子有白色至淡黃色漸層者為佳。若出現茶色的變色表示新鮮度下降。

【 保存方法 】　因苦苣不耐乾燥的環境，因此宜用保鮮膜緊密包裹後放入冰箱冷藏保存。

西洋菜 *Cress, Watercress*

學名：*Nasturtium officinale*
分類：十字花科豆瓣菜屬
原產地：歐洲
日本品種 & 產地：請見 P.154

清爽的辛辣成分能為肉類料理提味

西洋菜多作為料理的配料，在法國又稱為「健康草」。西洋菜的辛辣味來自一種稱為黑芥酸鉀（sinigrin）的成分，該成分具有很強的殺菌作用，因此在用餐的最後吃一口西洋菜能達到防止口臭的效果。

在台灣　台灣全島各個溪流沿岸的淺水區域，或者是人工溝渠及水田中，經常可以見到西洋菜的蹤跡，尤其在阿美族人所在的花東地區，更是常見。它含有極高的維生素C，為一般蔬菜的數倍，食用價值極高。

葉
呈深綠色、葉片
滋潤有光澤。

莖　直挺不彎曲

【 主要的營養素 】

維生素A　胡蘿蔔素　維生素C　黑芥酸鉀（辛辣味成分）

【 挑選方式 】　挑選深綠色且多葉子、莖梗挺直，且香氣濃郁者佳。

【 保存方法 】　可直立置於裝水的杯子中，或以沾濕的廚房紙巾包裹後放入冰箱冷藏。

鴨兒芹 *Japanese honeywort*

學名：*Cryptotaenia japonica*
分類：繖形科鴨兒芹屬
原產地：日本、中國
日本品種 & 產地：請見 P.154

為日本和食料理中裝飾及提味的珍寶

主要分為系鴨兒芹（綠鴨兒芹）、連根鴨兒芹及切根鴨兒芹三種，其帶有的清爽香氣成分能促進食慾及消化，並且具有鎮靜效果，能有效舒緩壓力。

在台灣

鴨兒芹在台灣常以「山芹菜」稱之，植株具強烈氣味，是一種可生吃也可熟食的蔬菜。在台灣陽明山、南投、溪頭、太平山，甚至連玉山國家公園的八通關古道都可以輕易遇見。

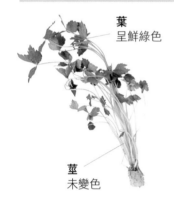

葉
呈鮮綠色

莖
未變色

【 主要的營養素 】　胡蘿蔔素　鈣

【 挑選方式 】　挑選葉子新鮮且色澤較深者，若葉子偏黃表示新鮮度開始下降。

【 保存方法 】　以沾濕的廚房紙巾包裹後放入保鮮袋保存，以防止乾燥。

紫蘇 *Red Shiso*

學名：*Perilla frutescens*
分類：唇形科紫蘇屬
原產地：喜馬拉雅山、中國
日本品種 & 產地：請見 P.154

具有防腐、殺菌效果，是生魚片的好搭檔

大致可分為綠色的綠紫蘇（又稱大葉）以及紫色的紅紫蘇兩種。香味清新的綠紫蘇，葉質細軟，很適合生吃、拌沙拉或搭配生魚片食用，在日本料理店相當常見；而紅紫蘇香氣較濃郁，葉質也比較硬，適合作為醃漬材料，常用來醃梅子，是一種天然食物染色劑。紫蘇的味道主要來自一種稱為紫蘇醛（perillaldehyde）的成分，該成分具有防腐及殺菌效果，因此常搭配生魚片一起出現在餐桌上。

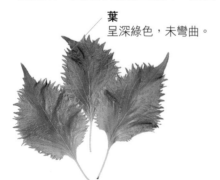

葉
呈深綠色，未彎曲。

【 主要的營養素 】　維生素 A　維生素 K　維生素 C　鈣　膳食纖維

【 挑選方式 】　挑選葉子呈深綠色且葉面有彈性者為佳，且應避免挑選有黑點或葉片過大者。

【 保存方法 】　以沾濕的廚房紙巾包裹後置於保鮮袋或密封容器內，置於冰箱冷藏保存。

黃麻 *Nalta jute*

學名： *Corchorus olitorius L.*
分類： 錦葵科黃麻屬
原產地： 印度
日本品種 & 產地： 請見 P.154

含有豐富的胡蘿蔔素及維生素 E

黃麻有圓果種及長果種，此處介紹的是可食用的長果種。它含有豐富且均衡的維生素及礦物質，在中東地區又稱為「國王的蔬菜」，帶有獨特的味道及黏稠感。莖部較硬，不宜食用。

 在台灣

食用黃麻在台灣的雲林及南投等地有栽種，它的嫩芽不僅可以涼拌，最常被加在地瓜和魩仔魚中，煮成「麻薏湯」，是台中很著名的在地湯品。

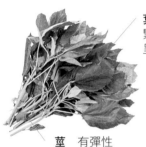

葉
緊實有彈性、呈深綠色。

莖 有彈性

【 主要的營養素 】　維生素 E　胡蘿蔔素

【 挑選方式 】　挑選葉子有彈性、呈深綠色，且莖部彈性佳不過硬者。

【 保存方法 】　因葉子易變硬，應迅速汆燙並將水分瀝乾後，以保鮮膜分裝並冷凍保存。

羅勒 *Basil*

學名： *Ocimum basilicum L.*
分類： 唇形科羅勒屬
原產地： 印度、熱帶亞洲
日本品種 & 產地： 請見 P.154

以羅勒醬聞名

羅勒富含胡蘿蔔素及維生素E，具有抗氧化作用。因羅勒與蕃茄一起食用可提高抗氧化的效果，一般義大利料理中常見羅勒與蕃茄的組合搭配，由營養價值的觀點來看便顯得十分合理。羅勒品種不少，較為人所知的有甜羅勒（Sweet basil）、紫羅勒（Purple basil），以及有著檸檬香氣的檸檬羅勒（Lemon basil）等

 在台灣

在台灣常把羅勒和九層塔相提並論，但其實兩者是有差異的。羅勒的葉子較圓胖；九層塔葉則較細長，香氣上九層塔較羅勒來得強烈。

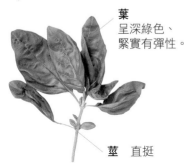

葉
呈深綠色、緊實有彈性。

莖 直挺

【 主要的營養素 】　維生素 E　維生素 K　胡蘿蔔素　鈣

【 挑選方式 】　挑選葉子呈深綠色、緊實有彈性且莖部直挺者。

【 保存方法 】　可插在裝水的杯子中，或將葉子切碎後撒上鹽，浸漬在橄欖油中製成羅勒橄欖油。

羽衣甘藍　*Kale*

學名： *Brassica oleracea L. var. acephala DC.*
分類： 十字花科蕓薹屬
原產地： 地中海沿岸
日本品種 & 產地： 請見 P.154

養生者餐桌上的常客，「葉黃素」食材中的王者

羽衣甘藍為歐美養生者餐桌上的常客，西元2000年前，古希臘人便開始種植；羽衣甘藍富含葉酸、葉黃素、維生素E、維生素C及β-胡蘿蔔素等，全都是用腦用眼過度者所需的營養。無怪乎它能贏得「黃綠色蔬菜之王」美譽，同時也是日本健康養生飲品「青汁」的主原料。羽衣甘藍是近年來十分受歡迎的超級食物之一，生吃、蒸煮、蔬果汁等是常見食用方法，但若要保持營養素，建議避免炒久或水煮。

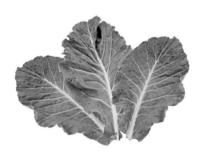

【 主要的營養素 】

| 維生素 E | 維生素 K | 胡蘿蔔素 | 維生素 C | 膳食纖維 |

【 挑選方式 】　葉子柔軟為佳。過大的葉片口感較硬，不易食用。

【 保存方法 】　以沾濕的廚房紙巾包裹後放入保鮮袋，置於冰箱冷藏保存。

芹菜　*Celery*

學名： *Apium graveolens var. dulce*
分類： 繖形科芹屬
原產地： 歐洲
日本品種 & 產地： 請見 P.154

帶有令人容易沉迷的獨特香味

芹菜的魅力來自其清脆的口感，清爽的香味也是製作芹菜精油的主要來源，具有安定精神的效果。在歐洲，也常用芹菜來消除異味。

在台灣

芹菜是台灣常見的食材之一，主要分為二大類，即在來種與西洋種。在來種的土芹菜味道較西洋種的美國芹菜來得重，台灣栽培的品種有黃梗菜、青梗菜、芹菜管等三種，能有效促進食慾、降血壓，常與牛肉、羊肉、豬肉或是魷魚一同料理，或是將梗切細放入湯品中，增添香氣與滋味。

葉
深綠有光澤

莖
厚實且緊實有彈性，表面凹凸明顯。

【 主要的營養素 】

| 胡蘿蔔素 | 維生素 K | 鉀 | 膳食纖維 |

【 挑選方式 】　挑選莖部較粗且凹凸明顯，葉子呈鮮綠色者。

【 保存方法 】　因葉子會吸收莖部的水分及養分，因此宜將莖、葉分開，分別以保鮮膜包裹後放入冰箱冷藏。

22

小松菜 *Komatsuna*

學名：*Brassica rapa var. perviridis*
分類：十字花科蕓薹屬
原產地：日本
日本品種 & 產地：請見 P.154

寒冷的環境激發美味 礦物質鈣的寶庫

儘管因溫室栽培的發展，目前一年四季皆可見小松菜的身影，但其真正的產季其實是在冬季。小松菜含有許多營養素，其中鈣的含量是菠菜的3倍以上。「皺葉小松菜」是一種主要在冬季栽培，歷經寒冬風霜環境的品種，特徵是帶有濃郁的甜味。

在台灣

日本小松菜在台灣栽培非常容易，儘管因溫室栽培的發展，目前一年四季皆可見小松菜的身影，但其真正的產季其實是在冬季，它的鈣質含量甚至比牛奶還要高，是不喜歡菠菜、或非菠菜產季時的最佳替代品。

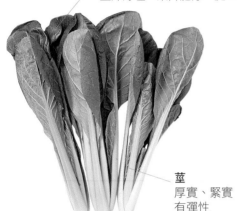

葉
呈深綠色，葉片肥厚、挺立。

莖
厚實、緊實
有彈性

【 主要的營養素 】

胡蘿蔔素 | 維生素 K | 維生素 C | 葉酸 | 鈣

【 挑選方式 】

挑選莖部厚實、緊實有彈性，而葉子肥厚、呈深綠色者為佳。色澤枯黃表示新鮮度下降。

【 保存方法 】

用裝水的噴霧器噴灑，使小松菜保持整體濕潤後，以報紙包裹並放入保鮮袋內，並以直立的方式置於冰箱冷藏保存。

【 適合搭配的食材 】

 油炸豆皮　 小魚乾　 蝦米

小松菜搭配鈣質豐富的小魚乾、蝦米製成涼拌菜，或與富含油脂及蛋白質的食材一起烹調，可提高鈣質吸收率。

美味小提醒

小松菜的苦澀成分較菠菜少，因此烹調前不需汆燙處理，可直接炒食。製成涼拌菜時，從根部開始慢慢放入加入鹽的熱水中水煮，煮成色澤鮮豔及口感清脆的程度即可。接著以冷水降溫，並將水分瀝乾後切成適當的分量後裝盤。

・小松菜小知識

江戶時代主要栽種於現今東京都江戶川區的葛西、小松川地區一帶，因此取名為小松菜。「千寶菜」是小松菜與高麗菜配種改良的品種，而「美駒菜（原文：ミコマ菜）」則是與塌棵菜混種改良的品種。

青江菜 *Green pak choi*

學名：*Brassica rapa subsp. Chinensis*
分類：十字花科蕓薹屬
原產地：中國
日本品種&產地：請見 P.154

無苦澀味 清燙可食的中國蔬菜代表

青江菜是日本最廣為人知的中國蔬菜之一。以油熱炒時，加入適量的鹽可防止營養流失並保持色澤鮮美。莖梗呈白色的青江菜稱為「白梗菜」。

在台灣

因為整個葉子形狀有如湯匙，因而台語叫「湯匙菜」的青江菜，是台灣最常見的蔬菜之一，分成青梗和白梗兩種，不論是直接快炒，或是在煮麵時添加、當作盤飾等，都頗受喜愛。青江菜在台灣各地均有栽培，主產地以雲林西螺、新港及二崙等地為主。

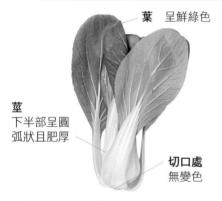

葉　呈鮮綠色

莖
下半部呈圓弧狀且肥厚

切口處
無變色

【 主要的營養素 】

胡蘿蔔素　維生素C　葉酸　鉀

【 挑選方式 】挑選莖的下半部呈圓弧狀、緊實有彈性、肥厚且葉片呈鮮綠色者。

【 保存方法 】用沾濕的報紙包裹後，以直立的方式置於冰箱冷藏保存。保存時間比一般生鮮蔬菜長。

山椒 *Japanese pepper*

學名：*Zanthoxylum piperitum*
分類：芸香科花椒屬
原產地：日本、朝鮮半島
日本品種&產地：請見 P.154

促進食慾的強勁辣味

日本辛香料代表之一的山椒，擁有獨特的特殊辣味，是在品嘗鰻魚飯、烤雞翅等料理時很常見的配料。山椒的食用部位可分為「木之芽（嫩芽）」、「果實」及「花」等三個部分。嫩芽幾乎沒有辣味，用來擺飾在料理旁，增添香氣與色澤；果實則會讓舌頭有發麻的強度辣味，與昆布一同燉煮，或在煮魚料理時加入，可以消除魚腥味；至於乾燥的果實，常研磨成粉，與鹽巴混合成為「山椒鹽」使用，主要當作麻婆豆腐等料理的辛香料使用。有辣味成分的山椒素有改善腸道機能以及增進食慾等效果。

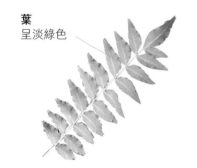

葉
呈淡綠色

【 主要的營養素 】　鉀　鈣　山椒素

【 挑選方式 】挑選葉子呈淡綠色、果實小顆者為佳。大顆的果實較硬。

【 保存方法 】葉子置於容器內，並用保鮮膜包裹密封。果實宜盡早水煮，放入冰箱凍保存。

巴西里　*Parsley*

學名：*Petroselinum crispum*
分類：繖形科歐芹屬
原產地：地中海沿岸
日本品種 & 產地：請見 P.154

全株營養價值高 建議完整食用

香芹又稱為荷蘭芹、巴西里、歐芹、洋香菜、洋芫荽等有超過30個品種，在台灣辦桌時通常是拿外型捲曲好看的捲葉巴西里（curly parsley）作為盤上裝飾；在西洋料理常見的是平葉巴西里（flat leaf parsley）。雖然常作為料理的「配角」，但其莖葉富含維生素、礦物質或膳食纖維，對腸胃及消化有幫助。香芹可做成香芹粉或香芹抹醬搭配料理使用。獨特的香氣是一種稱為芹菜腦（Apiol）的精油成分。

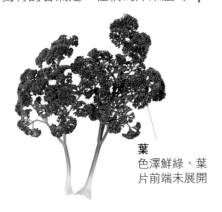

葉
色澤鮮綠、葉
片前端未展開

【 主要的營養素 】

維生素 K ｜ 維生素 C ｜ 鉀 ｜ 鈣 ｜ 鐵

【 挑選方式 】　挑選葉子深綠有水分，葉片前端皺摺密集且未展開者佳。

【 保存方法 】　放入保鮮袋後置於冰箱冷藏，避免乾燥環境。亦可置於裝水的杯子裡保存。

芝麻菜　*Rocket*

學名：*Eruca vesicaria*
分類：十字花科芝麻菜屬
原產地：地中海沿岸
日本品種 & 產地：請見 P.154

其辛辣成分具抗氧化作用

原產於歐洲的芝麻菜，因其英文名為火箭（rocket），所以又稱為火箭菜。十字花科的芝麻菜並不難種，不過台灣天氣炎熱，病蟲害較多。整株聞起來有濃厚的芝麻味，營養高，堅果香濃烈、微苦、溫和辛辣的口感中還帶點甘甜，做成沙拉或搭配肉類，都是不錯的選擇。因含有與蘿蔔一樣稱為「異硫氰酸烯丙酯」的辛辣成分，具有抗氧化力及殺菌力。特徵是與炒芝麻相似的辛香味。

葉
呈鮮綠色

莖
直挺且向
外舒展

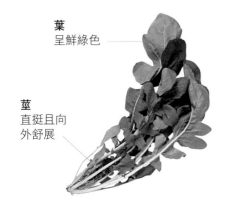

【 主要的營養素 】

維生素 E ｜ 維生素 K ｜ 胡蘿蔔素 ｜ 維生素 C ｜ 鎂

【 挑選方式 】　葉子呈現介於綠色至黃綠色的新鮮色澤，且緊實有彈性，莖部直挺且向外舒展。

【 保存方法 】　放入保鮮袋後直立置於冰箱冷藏，避免乾燥環境。

茼蒿 *Garland chrysanthemum*

學名：*Glebionis coronaria*
分類：菊科茼蒿屬
原產地：地中海沿岸
日本品種 & 產地：請見 P.154

可有效預防骨質疏鬆症及貧血等症狀

分為葉緣鋸齒較深、葉片厚實的「大葉種」，以及葉緣鋸齒較淺、香味較強的「中葉種」。獨特的香味成分能對自律神經發揮作用，有助於促進食慾與緩解咳嗽。

在台灣稱為「打某菜」的茼蒿，也是冬季火鍋上的要角，更是冬至吃湯圓的重要配菜。在台灣秋冬時節很常見，主要產地在雲林。有趣的是茼蒿在亞洲是食用蔬菜，但在歐洲卻是當作陽台的觀賞植物栽種。

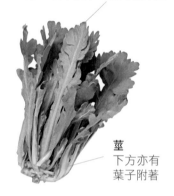

葉　色澤較深、緊實有彈性。

莖　下方亦有葉子附著

【 主要的營養素 】

胡蘿蔔素 ／ 維生素 E ／ 鉀 ／ 鈣 ／ 鐵

【 挑選方式 】

挑選葉子色澤較深、香味較濃者。莖部偏粗的茼蒿較為柔軟。應避免挑選葉子變色者。

【 保存方法 】

以報紙包裹後放入保鮮袋，直立置於冰箱冷藏保存。

芫荽 *Coriander*

學名：*Coriandrum sativum L.*
分類：繖形科芫荽屬
原產地：地中海沿岸
日本品種 & 產地：請見 P.154

傳統民族料理不可缺少的一味

英文稱作Coriander，中文稱為芫荽，又可稱為香菜或胡荽，泰國稱為ผักชี。香菜可促進消化、增進食慾，並擁有天然解毒效果，能幫助將體內有害重金屬排出體外。芫荽是從西域傳入中國的植物，它的生命力、適應力非常好，在台灣種植也不易有病蟲害，因此在台灣各地栽培普遍。它含有脂類物質（香氣物質），味道對有些人來說不易接受。常用為點綴的配菜，像是在麵線、蘿蔔湯等，多會撒上一些。

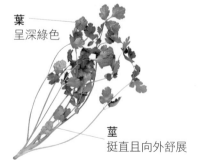

葉　呈深綠色

莖　挺直且向外舒展

【 主要的營養素 】

維生素 A ／ 維生素 B2 ／ 維生素 C

【 挑選方式 】

挑選莖部挺直、向外舒展、不過粗，且葉子水嫩者佳。

【 保存方法 】

以沾濕的廚房紙巾包裹後放入保鮮袋，直立放入冰箱冷藏。

百里香 *French thyme*

學名：*Thymus L.*
分類：唇形科百里香屬
原產地：歐洲南部
日本品種 & 產地：請見 P.154

從古至今皆廣泛使用的香草植物

百里香屬的分類下大約有350種以上的種類。因其香味不易因受熱而消失，常用於湯品的香料調味。百里香所製的香草茶能有效預防感冒等感染疾病。

香味清新優雅的百里香，又稱為麝香草，南歐地區的法國、西班牙、葡萄牙及希臘等地為主要生產國，在亞熱帶及溫帶地區也有種植，在台灣多為庭園栽種，有窄葉和寬葉兩種；另外有黃色葉緣的稱為檸檬百里香，常使用於烘焙上。

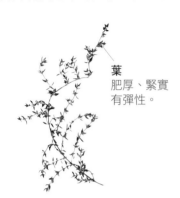

葉
肥厚、緊實
有彈性。

【 主要的營養素 】

胡蘿蔔素	維生素 B1	維生素 B2	鈣	磷

【 挑選方式 】　天然百里香的葉子肥厚、緊實有彈性，即使乾燥後風味也不變。

【 保存方法 】　乾燥後的天然百里香味道更濃厚；市售的乾燥百里香在開封後應盡速使用。

牛至 *Oregano*

學名：*Origanum vulgare L.*
分類：唇形科牛至屬
原產地：地中海沿岸
日本品種 & 產地：請見 P.154

亦可製成藥草、乾燥花香氛

牛至含有一種稱為「香芹酚（Carvacrol）」的成分，常用來提煉成精油，具緩解神經性頭痛或生理痛，及緩解感冒症狀的效果。在料理上，牛至適合與蕃茄及起司一起食用，義大利或墨西哥料理中常見其搭配組合的料理，也因為經常撒在披薩上，所以也叫披薩草。這類的香草植物在台灣較少大量種植。

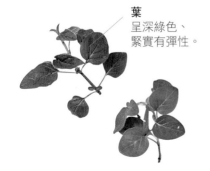

葉
呈深綠色、
緊實有彈性。

【 主要的營養素 】

維生素 B1	維生素 B2	菸鹼酸	葉酸	鉀

【 挑選方式 】　挑選葉子呈綠色且緊實有彈性者，開花後其葉子風味將會下降。

【 保存方法 】　可插在加水的杯子裡，或經乾燥處理後使用。

迷迭香 *Rosemary*

學名：*Rosmarinus officinalis*
分類：唇形科迷迭香屬
原產地：地中海沿岸
日本品種＆產地：請見 P.154

英文名稱來自「海洋之露」之意

迷迭香Rosemary為「露水」（ros）和「海」（marinus）兩個字根組成，所以稱為「海洋之露」。不論在新鮮或製成乾燥葉的狀態下當作辛香料或香草使用，可消除肉類、魚類的腥味，並具有防腐的作用。花的部位亦可食用，具有鎮定、改善生理期不順等效果，但須留意孕婦不宜使用。

在台灣

在台灣迷迭香多為園藝栽培，甚少大面積栽種。常見的品種是一般葉子寬度適中的迷迭香，還有寬葉迷迭香、葉子細小的藍小孩迷迭香、斑葉迷迭香及匍匐迷迭香。

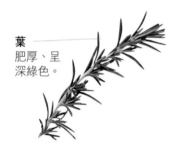

葉
肥厚、呈
深綠色。

【 主要的營養素 】　維生素 B1　維生素 B2　葉酸

【 挑選方式 】　挑選葉子顏色較深、葉片肥厚者佳；新鮮迷迭香的香味比乾燥處理過的迷迭香更濃郁。

【 保存方法 】　可置於裝水的杯子裡保存，或乾燥處理後使用。

鼠尾草 *common sage*

學名：*Salvia officinalis*
分類：唇形科鼠尾草屬
原產地：地中海沿岸
日本品種＆產地：請見 P.154

濃郁的香味 適合搭配肉類料理

古羅馬時期，藥用鼠尾草就已經被當成一種萬用藥。可作為燉肉料理及香腸的辛香料，是義大利及德國料理不可缺少的調味料。具有預防失智症的效果。

在台灣

鼠尾草在台灣是常見的香草植物之一，品種多不可數，有適合聞香的水果鼠尾草、鳳梨鼠尾草；開花粉紫成串的粉萼鼠尾草，常被誤認為薰衣草；還有可入菜料理的食用鼠尾草等。

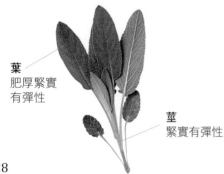

葉
肥厚緊實
有彈性

莖
緊實有彈性

【 主要的營養素 】

維生素 B1　維生素 B2　鈣　磷

【 挑選方式 】　挑選葉子及莖部緊實有彈性且葉片肥厚者。

【 保存方法 】　乾燥處理後能提升香味。

西洋薄荷 *Peppermint*

學名：*Mentha × piperita L.*
分類：脣形科薄荷屬
原產地：地中海沿岸
日本品種 & 產地：請見 P.154

和菓子與飲品的最佳配角

西洋薄荷種類相當多，特別是經過人為或天然雜交後，品種已多達500種以上。氣味與長相依品種不同而略有差異。花市裡常見的荷蘭薄荷紋路深，帶有青箭口香糖的味道，可用在和菓子等點心增添香味，也可為飲品添加裝飾；巧克力薄荷比荷蘭薄荷更清涼，用來泡茶很棒；其他還有蘋果薄荷、鳳梨薄荷、胡椒薄荷及柑橘薄荷等等。

在台灣 台灣也有自己的原生種薄荷，擁有蔓延匍匐根莖，生長非常迅速茂盛的品種。

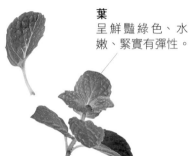

葉
呈鮮豔綠色、水嫩、緊實有彈性。

【 主要的營養素 】

| 胡蘿蔔素 | 維生素A | 維生素B2 | 鈣 | 鐵 |

【 挑選方式 】 挑選葉子新鮮水嫩且緊實有彈性者。

【 保存方法 】 置於裝水的杯子裡，可延長保存期限，但須勤於換水。

其他葉菜類

葉菜類中以十字花科蔬菜的數量最多，除此之外也尚有許多蔬菜值得認識。
葉菜類所包含的種類繁多，其中以高達3,000種以上可食用的十字花科蔬菜種類最多。

	基本資訊	特徵
芥菜	學名：*Brassica juncea* 英文名稱：*Mustard greens* 等分類：十字花科蕓薹屬 原產地：中亞	葉子帶有辛辣味的十字花科蔬菜。不論醃漬或涼拌皆十分美味，但須留意加熱會使得辛辣味下降。
塌菜	學名：*Brassica rapa var. rosularis* 英文名稱：*Tatsoi* 分類：十字花科蕓薹屬 原產地：中國	源自中國的蔬菜，葉片肥厚，呈微彎的橢圓狀，葉面有皺褶。塌菜無奇特的味道，適合涼拌食用。
明日葉	學名：*Angelica keiskei* 英文名稱：*Ashitaba* 分類：繖形科當歸屬 原產地：日本	原產地在日本房總半島到紀伊半島、伊豆群島的太平洋海岸。葉、莖皆可食用，有「血液清道夫」的美名。
蘆薈	學名：*Aloe L.* 英文名稱：*Aloe* 分類：阿福花科阿福花亞科蘆薈屬 原產地：非洲	蘆薈屬底下擁有 300 種以上多肉植物的品種。藥用價值高，被譽為「不用醫生的植物」。

蔬菜小專欄
Column of vegetables

激發蔬菜潛力的醃漬魔法

◉ 使腸道細菌充滿活力朝氣！

每樣蔬菜都有屬於自己的產季。隨著品種改良及溫室栽培技術的提升，幾乎每樣蔬菜一年四季皆可看到、吃到，而在某些時期蔬菜可以大量採收，就是所謂的產季。

在台灣、日本、韓國，都有一種「醃漬」的飲食文化，將當季出產的蔬菜以鹽、醋加以醃漬，防止腐壞，並延長保存期限。雖然近年來愈來愈多人因擔心鹽分攝取過多而對醃漬物敬而遠之，但醃漬物卻蘊含一種稱為「發酵」的魔法，能激發出蔬菜潛力。

如製作醃白菜時，先將洗淨的白菜陰乾、去除水分後，撒上鹽，以鎮石壓住、靜置一天。鹽漬時會產生許多水分（多餘的水分），充分脫水後再次撒上鹽、加上紅辣椒（或加入昆布）後再醃數天。醃漬期間，乳酸菌會增加，白菜的糖分受到分解，甜味及香味皆釋放出來。透過微生物攝取食材的營養成分，並產生食材原本沒有的新成分的過程，就是所謂的「發酵」。

不少人藉由補充營養食品來改善腸道環境，其中含乳酸菌的營養食品更是當中的人氣商品。但是，只要蔬菜加上鹽或米糠，並經過時間慢慢醃漬，也能藉此攝取乳酸菌、其他營養成分及酵素，不須另外花錢購買營養食品。

為保持良好的腸道環境，比起攝取某些特定的成分，更重要的是如何活化腸道內本來就有的腸道細菌。因此，建議平時不妨多留意及攝取這些對腸道有益的發酵食品（發酵食品除了醃漬物外，尚有納豆、味噌、醬油及泡菜等）。

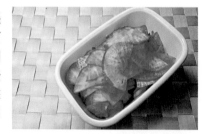

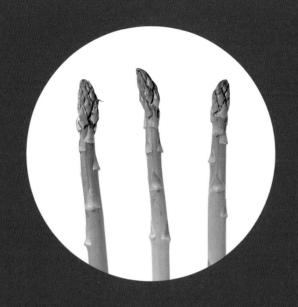

【第二章】

莖菜類

以植物的莖為主要食用部位的蔬菜稱為「莖菜類」。

代表的蔬菜有蘆筍及蔥等。

雖然買菜時見到的莖菜類種類沒有葉菜類多，但莖菜類口感清脆、有嚼勁，且風味多元豐富，是餐桌上常見的蔬菜種類。

蘆筍
Asparagus

學名：*Asparagus officinalis*
分類：天門冬科天門冬屬
原產地：南歐至俄羅斯南部
日本品種 & 產地：請見 P.154

受新鮮度影響美味與營養的能量蔬菜

富含可加速新陳代謝的「蘆筍酸（asparagusic acid）」。蘆筍味美甘甜。水煮時將整根蘆筍直接水煮，而不切段，能減少甜味及營養成分的流失。未暴露於陽光下生長的蘆筍稱為白蘆筍，但綠蘆筍的營養價值較高。

蘆筍在台灣

每年4 ～ 10月是台灣的蘆筍產季，挑選美味新鮮蘆筍有撇步，只要認準「直、緊、肥」。蘆筍全株形狀正直、尖端鱗片緊密及基部肥碩不鬆軟，就一定是好吃的蘆筍。蘆筍可粗分為綠蘆筍和白蘆筍，未冒出土就採割、筍莖為白色的是白蘆筍；而破出泥土受到陽光照射，行了光合作用變為綠色的就是綠蘆筍。綠蘆筍的維生素、礦物質較白蘆筍高；不過白蘆筍的維生素B1與蛋白質含量則比綠蘆筍多。

台灣在70年代曾是蘆筍出產王國，以雲林土庫一帶種植最多，台灣有名的復古飲料——津津蘆筍汁，更是4、5年級生小時候鮮明的記憶。

穗尖
尚未長新芽，
緊密結實。

莖
較粗且直挺伸展

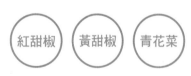

葉鞘
呈正三角形

【 主要的營養素 】

維生素E　維生素K　葉酸

【 挑選方式 】

莖部挺直伸展，穗尖呈現紫色的蘆筍代表歷經寒冷天氣，味道較為甘甜。

【 保存方法 】

建議於購買當天食用完畢。須保存時，以保鮮膜或保鮮袋包裹後置於冰箱直立冷藏。

▌美味小提醒

前置準備時，因蘆筍接近根部的皮較硬，可先用菜刀切除，或用削皮器將皮削薄。蘆筍的營養成分不易因水煮而流失，因此食用時可安心水煮。

‧蘆筍小知識

蘆筍除了綠蘆筍和白蘆筍外，還有較嫩的「小蘆筍」，以及外表呈紫色且富含花青素的「紫蘆筍」。

【 適合搭配的食材 】

紅甜椒　黃甜椒　青花菜

穗尖所含的芸香苷（Rutin）能鞏固微血管的強韌度，與維生素C一起食用能提高吸收效果。

竹筍 *bamboo shoot*

學名：*Phyllostachys spp.*
分類：禾本科剛竹屬
原產地：中國
日本品種 & 產地：請見 P.154

具獨特口感　屬於春天的美味

竹筍是竹子地下莖幼嫩生長的部分。竹筍在採收後，苦度會隨著時間慢慢增加，因此新鮮度對竹筍的口感極為重要。竹筍的種類，除了一般常見的孟宗竹外，其他品種尚有10種以上。非水溶性膳食纖維的「纖維素」含量豐富，除了能產生特殊的嚼食口感外，也有助於促進腸胃蠕動。

蘆筍　在台灣

竹筍是台灣重要的蔬菜之一，一年四季都有不同品種的竹筍可食，除了一般冬季常見的孟宗竹外，還有像是體積龐大的麻竹筍、有黑色絨毛，纖維豐富的烏殼綠竹筍、外觀像牛角彎曲，肉質細嫩、纖維少、口感佳的綠竹筍、常拿來做成桶筍與加工製成筍乾販售的桂竹筍及產期極短，又是台灣特有種的箭竹筍等。每年農曆10月之後就是孟宗筍的盛產期，冬筍藏於地表之下，並不容易發覺，而到了立春之後的孟宗筍，則稱為春筍。孟宗筍產量少、價格高，但非常鮮甜，煮湯滋味鮮美。竹筍採收後，苦度會隨著時間慢慢增加，因此新鮮度對竹筍的口感極為重要。竹筍採收後，若僅放置在常溫下會容易纖維化，建議以白紙包好，再套上塑膠袋，放入冰箱內冷藏，減少水分蒸發。

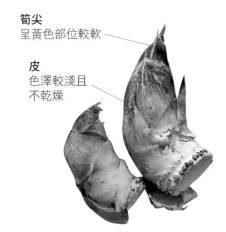

筍尖
呈黃色部位較軟

皮
色澤較淺且
不乾燥

【 主要的營養素 】 鉀　膳食纖維

【 挑選方式 】
挑選長度不過長、外皮顏色較淺且不乾燥，以及切口處水嫩者佳。

【 保存方法 】
建議購買後即水煮，撈起後將皮剝除，泡冷水、瀝乾後置於冰箱冷藏。

【 適合搭配的食材 】

 裙帶菜　 芹菜　 蒟蒻

竹筍所富含的「纖維素」能同時將體內的水分及有害物質吸收後由體內排出，因此搭配膳食纖維豐富的食材一同食用能提高排毒效果。

▌ 美味小提醒

讓竹筍保持新鮮度的關鍵是連皮一起水煮。竹筍洗淨去泥後，將竹筍以直立的方式從前端至尚未到達肉身的位置縱向斜切一刀。其後，在大鍋子內加入竹筍、米糠、辣椒以及超過竹筍高度的水量，並在保持水量足夠的狀態下水煮 2 個小時，便能去除竹筍的澀味成分。

洋蔥
Onion

學名：*Allium cepa*
分類：石蒜科蔥屬
原產地：中亞至地中海沿岸
日本品種 & 產地：請見 P.154

辛辣味成分有助人體吸收維生素 B1

日本的洋蔥主要分為春播秋收、適合貯藏的北海道產，以及秋播春收、適合生食的各地方縣府所產的洋蔥。一般的洋蔥品種為「黃洋蔥」，而採收後不須貯藏，可直接出貨的洋蔥稱為「新洋蔥」（如下圖）。造成生洋蔥帶有一種獨特辛辣味的成分為「蒜素」，具有幫助人體吸收維生素B1，以及促進身體新陳代謝等作用。

洋蔥在台灣

洋蔥在台灣時常可見，省產洋蔥並不是台灣的原生種產物，而是在民國43年由美國進口洋蔥在台灣生根發芽後，成為台灣主要的蔬菜之一。

台灣洋蔥以恆春、楓港、車城等地為主產地，因為落山風獨特氣候，導致這裡生產的洋蔥球莖大，風味也佳。比較省產洋蔥及進口洋蔥的差別，進口洋蔥個頭較圓、外皮厚、表面光滑，口感辛嗆脆爽；省產洋蔥則較橢圓，皮薄易脫落，口感軟嫩滋味鮮甜，適合爆香或燉炒。

許多人切洋蔥時總會淚流不止，原因是在切的過程中，會破壞洋蔥的細胞組織，讓蒜素（allicin）被釋放出來，而洋蔥本身的揮發性油脂中的硫化合物，與「蒜素」作用，會產生刺激眼睛的氣體狀化學物質，因而出現流淚的現象。其實只要將洋蔥浸泡於熱水中，就可以避免此現象。

芽
尚未長新芽

皮
沒有損傷和發霉

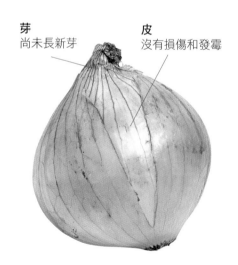

【 主要的營養素 】

 鉀　蒜素

【 挑選方式 】

挑選表面乾燥有光澤、尖頭部位收口扎實者。摸起來偏軟的洋蔥，內部可能已經軟爛。

【 保存方法 】

將洋蔥放入網子裡，吊掛在沒有陽光照射的室內。避免潮濕的環境。新洋蔥應盡早食用完畢，或以報紙包裹後放入冰箱冷藏。

【 適合搭配的食材 】

豬肉　大豆　鰻魚

因造成洋蔥帶有獨特辛辣味的成分「蒜素」能幫助人體吸收維生素B1，適合與豬肉及大豆一起烹調。

美味小提醒

◉ 前置作業

將新洋蔥切絲後即可生食。一般來说，會先泡水以去掉洋蔥的辛辣味，但泡太久亦容易流失其甜味及營養素，因此，大約泡 5 ～ 10 分鐘即可，完成後充分將水分瀝乾即可開始烹調。

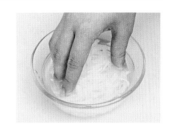

◉ 調理方式

洋蔥帶有稱為「蒜素」的獨特辛辣味成分，蒜胺酸在加熱過程中會產生變化，與醣類一起產生鮮甜的味道。欲讓咖哩裡的洋蔥產生甜味時，建議先將洋蔥充分炒至黃褐色後再加入咖哩裡熬煮。若想在不炒至變色的情況下短時間使洋蔥產生甜味，亦可使用微波爐加熱。

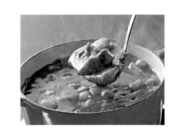

◉ 食譜：洋蔥湯

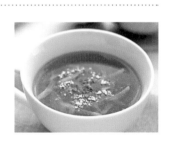

- **材料：（2 人份）**
  洋蔥 1 顆、奶油 10 克、法式清湯塊 1 顆、水 3 杯、鹽、胡椒適量、香芹依喜好

❶ 先使用平底鍋將奶油加熱融化後，加入切絲的洋蔥以中火拌炒。

❷ 在鍋子裡加入水及法式清湯塊，沸騰後加入炒至變色的 ❶，燉煮約 10 分鐘。

❸ 最後加入鹽、胡椒調味，並依喜好放上香芹等裝飾。

洋蔥的主要種類

洋蔥的種類十分豐富，除了以下種類外，還有小洋蔥。

紅蔥頭 (shallot)	內側的球莖表面為淡紫色，個頭稍微偏小、細長，味道及甜味較不明顯，常作為料理的辛香料。
葉洋蔥	在球莖剛開始膨大時便連同葉子一同採收，於初春時收穫較多。葉子的使用方式與長蔥相同。
紅洋蔥 (紫洋蔥)	表皮為紅紫色，但內部肉質為白色。代表的品種為「Early Red」以及「湘南紅洋蔥」。
白洋蔥	特徵是白色的外觀及平坦的形狀，富含水分，較無辛味且口感溫和，生吃也十分美味。

• 洋蔥小知識

不少人都有切洋蔥時流淚的經驗，那是因為洋蔥裡含有稱為甲硫胺酸及胱氨酸的胺基酸，當我們一刀切下去的時候會破壞洋蔥的細胞，而洋蔥的酵素便會將胺基酸分解，產生易刺激淚腺周圍神經的催淚物質，讓我們產生流淚的反應。若想避免這種情況發生，可以使用較鋒利的菜刀切洋蔥，降低對洋蔥細胞的破壞，或切片後泡水，使胺基酸溶於水中。

蔥

Welsh onion

學名：*Allium fistulosum L.*
分類：石蒜科蔥屬
原產地：中國西部、中亞
日本品種＆產地：請見 P.154

主要作為料理辛香佐料 點綴餐桌的靈魂人物

蔥從奈良時期便傳入日本，是一種歷史悠久的蔬菜，自古以來便在日本各地栽種。主要分為以白色食用部位較多的「根深蔥（長蔥）」，以及綠葉部分占面積較多的「葉蔥（青蔥）」。葉蔥的營養價值較高，除了富含鈣及維生素C外，胡蘿蔔素的含量更是根深蔥的40倍左右。

蔥在台灣

台灣蔥有許多品種，最耳熟能詳的莫過於宜蘭的「三星蔥」，它屬於粉蔥的一種。在台灣蔥品種中，這種蔥的蔥白最長、香氣足且口感嫩，全宜蘭均有栽種，產季為2月～10月；另外在彰化溪湖地區種植的「溪湖蔥」，因產量大，每年11月～5月是盛產期，市場中最常見的就是它；還有從日本傳入，耐煮又具甜度的「大蔥」，因為體型白胖，常被人誤以為是「蒜」，用於火鍋或燉肉很適合，在台中東勢、豐原有種；另外還有頭較小、蔥葉細長，味道溫和不辛辣的「珠蔥」，其實是紅蔥頭長出來的嫩莖，每年12～4月是產期，嘉義與台南是產區。

葉身
呈鮮綠色

葉鞘
捲曲部位緊密
扎實，有彈性。

葉尖
春天時宜選尚
未長出蔥球者

【 主要的營養素 】

胡蘿蔔素　葉酸　鉀

【 挑選方式 】

根深蔥宜挑選有重量感，根部的捲曲部位緊密扎實，直挺延伸至葉尖部位。葉蔥則挑選根部較白且葉子鮮綠者為佳。

【 保存方法 】

保存新鮮的蔥時，除了葉子外，其餘部分以報紙包裹後直立保存於陰涼處。使用到一半的蔥則放入保鮮袋，以直立方式置於冰箱冷藏。葉蔥則建議盡早食用完畢。

【 適合搭配的食材 】

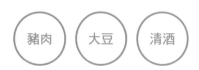
豬肉　大豆　清酒

蔥的獨特味道來自「蒜素」成分，這種成分能幫助身體提升維生素B1的吸收效果，適合與豬肉、大豆一同烹調。

美味小提醒

⊙ 前置作業

冬天的宜蘭三星蔥口感十分美味，建議以斜切的方式處理，使之均勻受熱的效果更好。也可將蔥切 4～5 段，置於鐵網燒烤，充分享受蔥的甜味。因珠蔥容易受到損傷，建議切成蔥花放置冰箱冷藏保存。雖然風味可能稍有下降，但亦可放置冰箱冷凍。

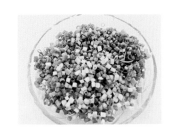

⊙ 調理方式

作為料理調味及佐料時，許多人喜愛選擇的蔥白較長的，這種蔥白長的蔥，切太大段可能會使得其獨特的香辣味特別明顯。若要呈現清淡的調味效果，首先，先以非持菜刀的手壓住蔥一邊順勢滾動，一邊以菜刀沿著纖維切成細絲狀，留意切入的範圍最遠僅至圓柱的中心，接著從端點開始皆切成蔥花，便能使蔥呈現清淡的調味效果。

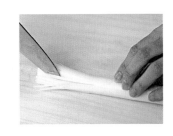

⊙ 食譜：蔥香味噌

- **材料：（2 人份）**
  三星蔥 (中)1 根 (約 100 克)、味噌 50 克、砂糖 1 大匙、醬油 1/2 小匙、味醂 2 大匙、酒 2 大匙、麻油少許

❶ 將味噌、砂糖、醬油、味醂、酒混合拌勻。
❷ 在平底鍋上淋上麻油，加入切碎的蔥，以大火拌炒。
❸ 將蔥炒至軟爛後，加入 ❶，炒至水分蒸發即可。

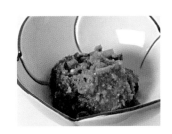

蔥的主要種類

除了認識台灣的蔥，我們也來了解生產量位居世界第二位的日本蔥。

九條蔥	口感軟嫩，葉子內部有獨特黏液。分為色澤較深的「九條粗蔥」及分株較易的「九條細蔥」。
下仁田蔥	特徵是短而粗的外觀，因味道較強烈，燉煮時甜味更為明顯。又稱為「老爺蔥」。
淺蔥	特徵是強烈的辛辣味，分為以細長根深蔥狀為食用部位類型，及以春天新芽為食用部位類型。
分蔥	蔥與洋蔥的雜交品種，特徵是膨起的根部。無特殊口味及香氣，製成「醋醬涼拌」十分美味。

• 蔥小知識

自古以來蔥便在中國開始栽種，日本《日本書紀》(約西元 720 年) 的歷史紀錄裡亦早已出現種植「秋蔥」的記載。蔥在 16 世紀末期傳入歐洲，但因西洋蔥的「韭蔥」十分受到歡迎，因此並未在歐洲普及。蔥傳入美洲約在 19 世紀。

大蒜 *Garlic*

學名：*Allium sativum L.*
分類：石蒜科蔥屬
原產地：中亞
日本品種 & 產地：請見 P.154

與維生素 B1 結合 有助於增強體力

大蒜除了一般常見地下莖長大成熟後的蒜頭外，市面上亦可見「蒜苗」及「蒜薹」等可食用部位。大蒜強烈氣味的「蒜素」成分與維生素B1結合會形成「大蒜硫胺素」，能協助將醣類轉化為能量，有助於增強體力與消除疲勞。

蒜 在 台 灣

目前全球的蒜約有600個栽培種，台灣則有40種之多，而品種分類可以從外皮的顏色、蒜薹的有無、蒜瓣大小、葉形葉色及質地和成熟期早晚來分。

台灣蒜頭質地優良，產量高，但很多消費者分不清楚台灣蒜與進口蒜的差別。台灣蒜下寬上窄，長得像蓮霧，形狀大小都不一致，實心而堅硬，蒜仁呈尖細狀，蒜瓣的數目為10瓣以上，且蒜瓣大小不一。

大蒜具健胃、殺菌、解毒殺蟲、降脂降壓等作用，不僅在中國明朝李時珍的《本草綱目》中提及，在西洋也很推崇大蒜的功效。1858 年微生物學之父巴斯德就發現大蒜具有殺菌的功效；而在抗生素尚未普及的二次世界大戰中，戰場上士兵更經常利用大蒜來消毒傷口並預防皮膚壞死；蘇俄軍隊也非常仰賴大蒜的功效，因而使大蒜贏得「蘇俄盤尼西林」的美譽。

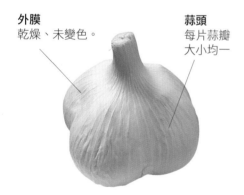

外膜
乾燥、未變色。

蒜頭
每片蒜瓣大小均一

（註：此圖為進口蒜，所以蒜瓣大小均一）

【 適合搭配的食材 】

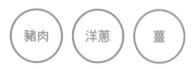

豬肉　　洋蔥　　薑

豬腰內肉、豬腿肉及大豆含有豐富的維生素B1，與大蒜一同烹調能提高消除疲勞的效果。洋蔥與大蒜一樣含有「蒜素」，亦適合一同烹調。

【 主要的營養素 】

維生素 B1　維生素 B6　葉酸　鉀　蒜素

【 挑選方式 】

挑選外膜呈白色且未變色，蒜瓣有重量且較大者為佳。

【 保存方法 】

須保持乾燥，宜放置於網袋內並吊掛在通風乾燥的場所。

▌美味小提醒

大蒜獨特的味道會邊切邊釋放出來。若僅想釋放淡淡的味道，可切較大塊；若想呈現較強烈的味道，可選擇以切碎或搗碎的方式邊切邊調整味道的強度。處理時，先用菜刀將根部切除再剝去外膜，而嫩芽的部分吃起來較澀，建議去除。

土當歸 *Udo*

學名：*Aralia cordata*
分類：五加科楤木屬
原產地：中國
日本品種＆產地：請見 P.154

帶有香氣、苦味及獨特的口感

主要分為整體呈白色的「軟白土當歸」，以及綠色的「山當歸」兩種。山當歸的口感清脆爽口，含有一種稱為「綠原酸」的多酚，具有抗氧化的作用。

在 台灣

土當歸主產於台灣中、高海拔山區，在清境及花蓮等地都可見到身影。土當歸從葉子、根部到鬚根，都是藥膳食材，當歸頭可以止血、當歸身則能養血，至於當歸尾則是可以行血。

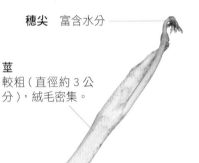

穗尖　富含水分

莖
較粗（直徑約3公分），絨毛密集。

【 主要的營養素 】　鉀　綠原酸

【 挑選方式 】　挑選莖偏粗、筆直且絨毛密集者佳。

【 保存方法 】　因主要生長在土裡，不宜日曬，應以報紙包裹後保存於陰涼處或置於冰箱冷藏。

其他莖菜類

其他也深受消費者喜愛的蔬菜

儘管莖菜類的蔬菜種類並不多，但以下4種莖菜類蔬菜在台灣及日本各地的飲食文化裡皆十分受到喜愛。

	基本資訊	特徵
榨菜（莖瘤芥）	學名：*Brassica juncea Var. tumida* 英文名稱：*Sichuan vegetable* 等分類：十字花科蕓薹屬 原產地：中國	屬於芥菜的變種，肥厚的莖部常加工製成醃漬物，稱為榨菜，是中華料理常見的配菜。含豐富的鉀。
球莖甘藍	學名：*Brassica oleracea var. gongylodes* 英文名稱：*Kohlrabi* 分類：十字花科蕓薹屬 原產地：地中海沿岸	德語的「Kohl」為甘藍之意，「Rabi」則用以表示蕪菁，以這兩個詞的結合形容球莖甘藍的外觀。莖部圓而肥厚，口感佳且甘甜。
空心菜	學名：*Ipomoea aquatica* 英文名稱：*water spinach* 分類：旋花科番薯屬 原產地：熱帶亞洲	莖的中心呈中空狀態而稱為「空心菜」，亦稱作「蕹菜」或「應菜」，中華料理或泰國料理炒菜時常使用此種蔬菜。
韭蔥	學名：*Allium ampeloprasum 'Leek Group'* 英文名稱：*leek* 分類：石蒜科蔥屬 原產地：地中海沿岸	又稱作西洋蔥，莖部較為粗短，甜味濃厚。日本國內的產量較少，多來自歐洲及大洋洲。

讓洋蔥、大蒜來解決腳氣病

◉ 只吃蔬菜是不行的

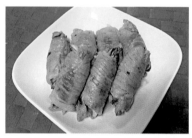

聽到「維生素」這個詞，應該不少人都認為「這是蔬菜與水果才富含的營養」，但其實肉類、魚類及貝類等亦含有許多維生素 A、B1、B2、B6 及 B12 等營養。

世界大戰前，日本許多人即飽受因缺乏維生素 B1 而罹患腳氣病之苦。罹患此病時，會發生即使敲打膝蓋下方，腳也不會因反射而彈起的症狀。但除此之外，還有諸如食慾不振、肌肉痠痛、手腳麻痺、心悸等症狀，若持續惡化，甚至會引發心臟功能衰竭，嚴重亦可能致死，是一種可怕的疾病。

事實上，到了 21 世紀，仍有不少人飽受此疾病之苦。現代人維生素 B1 不足的原因主要來自飲酒過量及偏食，而其中亦包含醫師及營養師所擔憂的兒童維生素 B1 不足。許多家庭的母親為了減肥，而減少肉類、魚類等攝取，認為只攝取蔬菜就能保持健康，甚至以含糖量高的運動飲料來補充水分，諸如此類的錯誤觀念造成孩子缺乏維生素 B1。因人體在將米飯等碳水化合物、甜食及酒類所含的糖分轉換為能量時需要維生素 B1，若維生素 B1 不足則無法順利轉換為能量，反而使疲勞感徒增，導致腳氣病的發生。

雖然我們人體並無法貯存維生素 B1，然而，藉由「攝取大蒜或洋蔥」能讓維生素 B1 暫時停留在血液裡，大蒜或洋蔥等蔬菜所含的「蒜素」（P136）能延長維生素 B1 在人體的貯藏時間，達到消除疲勞、提振精神的效果。

各種營養成分在人體內不但有各自的功能，更彼此互相影響、發揮作用，因此不要只攝取蔬菜，也應積極攝取肉類和魚類，保持飲食均衡。

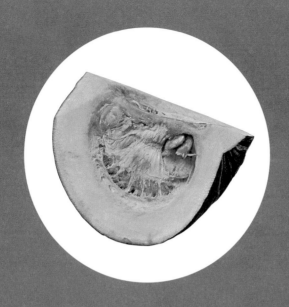

【第三章】

果菜類・水果

以果實為主要食用部位的蔬菜稱為「果菜類」。

從水嫩多汁、可製成果汁的蕃茄、茄子，到有特殊口味的青椒等，都屬於果菜類，亦有許多黃綠色蔬菜分類於此。

另外，一般未納入蔬菜類的水果也一併在此章介紹。

小黃瓜 *Cucumber*

學名：*Cucumis sativus L.*
分類：葫蘆科甜瓜屬
原產地：喜馬拉雅山麓
日本品種 & 產地：請見 P.154

經金氏世界紀錄認定為「世界上最沒營養價值的蔬菜」

小黃瓜大致可分為「白瘤刺小黃瓜」以及「黑瘤刺小黃瓜」，而在市面上流通的白瘤刺小黃瓜裡多為沒有白色果粉的「無果粉小黃瓜」（有白色果粉的稱為「果粉小黃瓜」）。儘管因小黃瓜 95% 皆為水分，而獲金氏世界紀錄認定為「世界上最沒營養價值的蔬菜」，但水分豐富的小黃瓜卻有預防中暑及改善水腫等優點。

小黃瓜在台灣

小黃瓜學名又稱為「花胡瓜」，顧名思義，「胡」意即外來植物，它大約是在1940年代由日本人引進台灣。現今台灣市面上的小黃瓜，95%以上都是外來種，且多以以色列與日本的品種為主，苗栗、彰化、高雄及屏東是主要產區。小黃瓜生長快速，卻不耐熱，所以即使現在台灣一年四季都產小黃瓜，但夏季天氣多變，颱風或豪大雨常導致小黃瓜市場供需失調。目前台灣小黃瓜栽培品種均為一代雜交種，品種種類非常多。水分多，味清甜是小黃瓜的特色，可以生吃，或是醃漬加工或醋漬用。

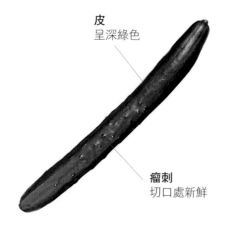

皮
呈深綠色

瘤刺
切口處新鮮

※ 白色果粉小黃瓜的果粉主要用來保護表面以及避免水分蒸發，因此整條小黃瓜遍布白粉者較為新鮮。

【 主要的營養素 】

胡蘿蔔素　　鉀

【 挑選方式 】

挑選色澤較深，粗度均勻且有重量感者，形狀彎曲不影響營養及口感。

【 保存方法 】

不耐乾燥，應以保鮮膜包裹後放入保鮮袋，直立放入冰箱冷藏保存。

【 適合搭配的食材 】

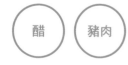

醋　　豬肉　　米糠

因小黃瓜含有一種會破壞維生素C的酵素，稱作「抗壞血酸氧化酶」，宜加熱食用或搭配醋來抑制此種酵素的功能。除此之外，亦適合搭配富含維生素B1的食材。

美味小提醒

● 前置作業

儘管尖刺的瘤刺是一種新鮮的指標，但讓嘴巴接觸到這些瘤刺仍會影響口感，這時可嘗試在砧板上加鹽搓揉、來回滾動，不但可去除瘤刺，更能讓外皮顏色更翠綠。也可使用削皮器將外皮削成白綠相間的條紋，不但更容易入味，也能使擺盤的色澤更加豐富。

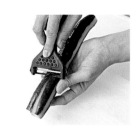

● 調理方式

雖然小黃瓜常加醋、涼拌、製成醃漬物或生菜沙拉直接生吃，但製成中華風的熱炒或韓國風的泡菜也很美味。

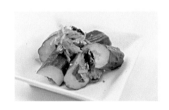

● 食譜：涼拌梅乾小黃瓜

· **材料：（2 人份）**
　小黃瓜 2 條、梅乾 1 顆、白芝麻少許、麻油少許、鹽少許

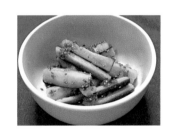

① 先將小黃瓜切成三等分，再分別切成四塊。
② 泡鹽水數分鐘後，將小黃瓜的水分瀝乾。
③ 將已取出種子的梅乾以菜刀切成碎末。
④ 將 ②、③ 與白芝麻、麻油充分拌勻。

小黃瓜的主要種類

除了以下品種外，還有長約 9 ～ 10 公分的迷你版小黃瓜「Larino（ラリーノ）」。

四葉小黃瓜	外表和苦瓜相似，表皮的瘤刺摸起來有刺痛感。香味與味道濃厚，製成醃漬物的口感十分清脆。
加賀粗黃瓜	是一種長 20 公分以上，直徑約 6 ～ 7 公分的大型小黃瓜，甚至有些重量會超過 1 公斤。
半白小黃瓜	來自中國華南系的品種，屬於黑瘤刺小黃瓜。上半部為綠色，並朝前端慢慢漸層為白色。
醃漬型小黃瓜	呈短小橢圓形，前半段接近白色，原產於歐洲，主要用來醃漬。

· 小黃瓜小知識

葫蘆科的家族裡，還有南瓜、苦瓜、西瓜、櫛瓜、冬瓜以及香瓜等成員。若是日照、養分及水分不足，小黃瓜會長得彎曲、無法長直。在日本，用小黃瓜製成的壽司捲又稱為「河童捲」，據傳由來是因為小黃瓜是河童的最愛。

櫛瓜
Zucchini

學名：*Cucurbita pepo L.*
分類：葫蘆科南瓜屬
原產地：中南美洲
日本品種 & 產地：請見 P.154

外型近似小黃瓜 品種上卻是南瓜近親

西方國家經常使用的蔬菜，法國的普羅旺斯燉菜（Ratatouille）及義大利的西西里島燉菜（Caponata）都是櫛瓜做成的料理。分為綠果種及黃果種等2個種類，義大利料理亦經常以櫛瓜的花作為食用部位。外型雖近似小黃瓜，但品種上更接近南瓜，富含胡蘿蔔素。吃起來的口感則接近茄子。

櫛瓜在台灣

帶有微妙甜味和苦味的櫛瓜，是法國、義大利常見食材，原本台灣多以進口為主，2014年開始種植了改良品種「台南1號～ 4 號」。台灣平地產的櫛瓜多在秋冬栽種，主要產地在台南、宜蘭，每年的9月中旬就可以見到櫛瓜的身影，一直吃到隔年的4月；至於高山櫛瓜的產季則從每年的3 ～ 11月，以南投為產區。

【 主要的營養素 】

胡蘿蔔素　維生素B　維生素C　鉀

【 挑選方式 】

挑選蒂頭的切口新鮮，大小不宜過大且粗度均一，顏色鮮綠有光澤者。

蒂頭
切口處未變色且未乾枯

皮
顏色鮮綠有光澤

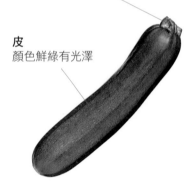

【 保存方法 】

若處於乾燥環境則易失去水分，應以保鮮膜包裹後放入保鮮袋，置於冰箱冷藏保存。

美味小提醒

櫛瓜除了深綠色的品種之外，還有黃色與淺綠色的品種；形狀則不只細長形，還有圓形，可以享受配色與切法不同的樂趣。另外，在即將開花之際所採收的櫛瓜稱為「櫛瓜花」，可在花苞裡放入起司等食材蒸煮、油炸。

【 適合搭配的食材 】

蕃茄　茄子　橄欖油

櫛瓜搭配許多夏季蔬菜一起燉煮的普羅旺斯燉菜十分受到歡迎。亦適合搭配橄欖油，且與油脂一同拌炒能提高胡蘿蔔素的吸收率。

・櫛瓜小知識

主要的品種有義大利自古以來栽種、猶如當地傳統蔬菜般的櫛瓜花「Romanesco（羅馬櫛瓜）」、整體為黃色圓球形的「Goldie」，以及常被稱作「UFO櫛瓜」的扁圓形「白色 Custard White」櫛瓜。

玉米
corn

學名：*Zea mays L.*
分類：禾本科玉蜀黍屬
原產地：中南美洲
日本品種&產地：請見 P.154

世界三大穀物之一 提供人體滿滿能量

玉米是世界三大穀物之一，碳水化合物含量很高的蔬菜。胚芽的部分有豐富的營養，富含亞油酸、纖維素及膳食纖維。一般市面上可見的甜玉米就高達100多種以上。因新鮮度會影響口感，購買時，建議選擇產地鄰近且運送時間較短的玉米。

玉米在台灣

台灣在西元1717年就有玉米的栽培記錄，經過多年的栽培，現在已是台灣一年四季皆可見的蔬菜之一，也是雲嘉南地區重要的雜糧作物，它的品種眾多，從顏色到口感都不相同。最常見的是黃玉米，近幾年很流行、可以直接食用的水果玉米，或是白色、黃色口味一次滿足的雙色玉米，及吃起來就像糯米一樣黏，澱粉含量也較高的糯米玉米，都是市場上常見的玉米種類。

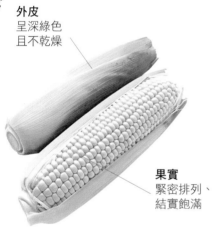

外皮
呈深綠色
且不乾燥

果實
緊密排列、
結實飽滿

【 主要的營養素 】

維生素 B2　維生素 E　維生素 B1　醣類　膳食纖維

【 挑選方式 】

若外皮未剝除，應挑選外皮顏色為深綠色且不乾燥者；若未附外皮則挑選果實結實飽滿者。

【 保存方法 】

營養價值在採收後迅速下降，應盡早汆燙、冷卻後以保鮮膜包裹放入冰箱冷藏保存。

【 適合搭配的食材 】

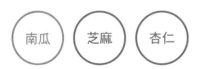

南瓜　芝麻　杏仁

玉米與含有維生素E的芝麻及南瓜等食材一同料理，能加強抗氧化效果。

美味小提醒

若玉米已剝去外皮，就整顆放入大鍋子中水煮。但若想煮出含有水分的玉米，可保留最裡層的一片外皮一起入鍋，並從冷水開始慢慢煮至沸騰。玉米筍是在玉米果實尚未長大前所採收的蔬菜，可快速汆燙、連皮油炸或燒烤。

・玉米小知識

主要品種有一般市面上主流的果粒金黃的甜玉米，代表品種有「淘金熱（Gold rush）」等；還有於昭和四十年代導入日本並受到歡迎的雙色玉米，代表品種有甜玉米「Honey bantam」等；以及可生食的白色果粒甜玉米，代表品種有「Pure White」等。

苦瓜
Bitter melon

學名：*Momordica charantia L.*
分類：葫蘆科苦瓜屬
原產地：熱帶亞洲
日本品種 & 產地：請見 P.154

沖繩產苦瓜占總量三成

苦瓜是沖繩的代表之一，含有比小黃瓜或蕃茄多五倍的維生素C，能幫助消除疲勞、恢復體力。其特殊的苦味來自一種稱為「苦瓜素」的成分，能保護胃腸黏膜並增進食慾。

在台灣

主要產區在雲嘉南、高屏等地。其他國家多以食用綠苦瓜為主，只有台灣農民為迎合消費者的口味，刻意將苦瓜「純化」，種出屬於台灣驕傲的白色苦瓜，尤其常見有白玉苦瓜及蘋果苦瓜等品種，因為不苦，常被拿來打果汁。

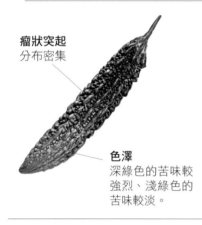

瘤狀突起
分布密集

色澤
深綠色的苦味較
強烈、淺綠色的
苦味較淡。

【 主要的營養素 】

胡蘿蔔素　維生素C　鉀　苦瓜素

【 挑選方式 】

挑選顏色鮮綠、有硬度與光澤、瘤狀突起部分密集者。

【 保存方法 】

表面擦拭過後放入保鮮袋，以直立的方式置於冰箱冷藏保存。亦可汆燙後冷凍保存。

冬瓜
winter melon

學名：*Benincasa hispida*
分類：葫蘆科冬瓜屬
原產地：歐洲、北美
日本品種 & 產地：請見 P.154

貯藏性佳的夏季蔬菜

雖然名為冬瓜，但其實是夏季蔬菜。冬瓜95%皆為水分，富含具利尿作用的鉀。有圓形、橢圓形以及圓筒形等形狀的種類，甚至也有超過10kg的大型冬瓜。

在台灣

冬瓜產季以夏秋為主。常見品種有白皮大冬瓜、青皮大冬瓜等；雜交品種則是綠虎、芋頭冬瓜等，目前栽培最多的仍以耐放的白皮冬瓜為主。屏東東港、崁頂一帶，是全台最主要產地。

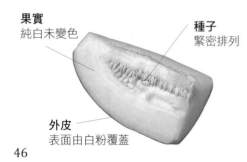

果實
純白未變色

種子
緊密排列

外皮
表面由白粉覆蓋

【 主要的營養素 】

維生素C　鉀

【 挑選方式 】

將表面白粉擦拭過後呈現鮮豔的顏色，切開後的剖面純白、種子緊密排列。

【 保存方法 】

保存於陰涼處。切開後則將種子去除，以保鮮膜包裹後置於冰箱冷藏。

南瓜 *pumpkin*

學名：*Cucurbita*
分類：葫蘆科南瓜屬
原產地：中南美
日本品種 & 產地：請見 P.154

黃綠色蔬菜的代表蔬果

南瓜大致可分為日本廣為種植的西洋南瓜、日本南瓜，以及包含櫛瓜在內的美洲南瓜等。富含胡蘿蔔素、抗氧化的維生素C、維生素E，能對抗致癌物質及增強免疫力。亦含有豐富的膳食纖維，有助於預防便祕。

南瓜在台灣

台灣一年四季皆可看到南瓜身影，它的盛產期為每年3 ～ 10月，主產區在嘉義、屏東、花東等地。台灣常見的品種有美國南瓜（可觀賞、可涼拌）、東昇南瓜（可做南瓜湯、南瓜泥）、栗子南瓜（蒸煮、油炸都適合）及東洋南瓜（口感帶黏性，非常美味）等。

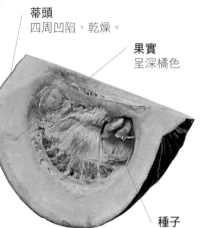

蒂頭
四周凹陷、乾燥。

果實
呈深橘色

種子
大顆

【 主要的營養素 】

維生素E ・ 胡蘿蔔素 ・ 維生素C ・ 鉀 ・ 膳食纖維

【 挑選方式 】

蒂頭四周凹陷、乾燥者，表示已成熟。若已切開則挑選瓜肉厚實、種子偏大、色澤鮮豔者。

【 保存方法 】

保存於通風良好的地方。切開後的南瓜則將種子及鬆軟的瓜瓤部分剔除後，以保鮮膜包裹，置於冰箱冷藏。

【 適合搭配的食材 】

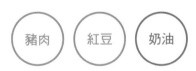

豬肉 ・ 紅豆 ・ 奶油

南瓜的瓜肉顏色來自豐富的胡蘿蔔素，具有抗氧化作用，而脂溶性的胡蘿蔔素與脂肪一同烹煮能提高抗氧化的效果。日本各地亦常將南瓜、紅豆煮成一種稱為「南瓜紅豆煮」的料理。

▌美味小提醒

雖然大部分蔬菜在採收當下的營養價值最高，但南瓜卻是在採收後的保存過程中逐漸成熟、增添甜味。外皮的胡蘿蔔素含量比瓜肉多，連皮一起烹調更能吸收完整的營養。若擔心外皮不乾淨，可以使用蔬果用菜瓜布刷洗乾淨後食用。

• 南瓜小知識

主要的品種有一般常見的黑皮栗南瓜，品種如「惠比壽南瓜」、「宮古南瓜」等，還有特徵為橘色外皮的赤皮栗南瓜，品種如「打木赤皮甘栗南瓜」，以及形狀扁平的青皮栗南瓜，品種如「芳香青皮栗」等。

茄子

Eggplant

學名：*Solanum melongena*
分類：茄科茄屬
原產地：印度東部
日本品種 & 產地：請見 P.154

深紫色的外皮來自多酚之一的「茄黃酮苷」

世界各地有超過1,000種以上的獨立品種，日本從奈良時期便開始茄子的栽培，目前栽培的品種高達180種以上。茄子的成分約93%都是水分與醣類，營養價值及熱量皆不高。使茄子外皮呈現紫色的「茄黃酮苷（nasunin）」是花青素類色素，屬於多酚的一種，具有抗氧化作用，能抵禦活性氧類對人體的傷害。茄子具有讓身體降溫的效果。

茄子在台灣

茄子約在1,700年前傳入中國，再由早期先民從華南地區引入台灣。現在在台灣相當普遍，常見為長條形的胭脂茄及麻薯長茄，口感較嫩；近年來也出現不少橢圓形茄子，則是較扎實的口感，適合炸天婦羅或焗烤；另外偶爾也出現白茄子，它的口感與紫茄差異不大。茄子喜歡溫暖及潮濕的生長環境，盛產於中南部地區，特別是在高雄、屏東、彰化及南投。產期自9月起至次年4月，以1～3月為盛產期。

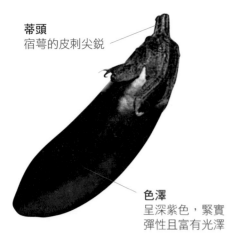

蒂頭
宿萼的皮刺尖銳

色澤
呈深紫色，緊實
彈性且富有光澤

【 主要的營養素 】

鉀 茄黃酮苷

【 挑選方式 】

挑選蒂頭的切口純白、乾淨，宿萼的皮刺尖銳，果實呈深紫色，表面無損傷且富有光澤者。

【 保存方法 】

水分容易蒸發且不耐低溫，應以紙或保鮮袋包裹後置於常溫下保存。放入冰箱冷藏則容易讓茄子因低溫冷害而發黑。

【 適合搭配的食材 】

 青椒   蕃茄   奇異果

茄子表皮所含的「茄黃酮苷」與富含維生素C的食材一起煮食，有助於降低血液中的膽固醇濃度。

NG 食用注意

台灣食用茄子，有幾點需要注意，茄子不建議與螃蟹一起吃，因為蟹肉性寒，茄子甘寒滑利，所以兩者同吃，容易拉肚子；另外茄子不能生吃，因為生茄子含有「茄鹼」的毒素，容易刺激胃腸，同時也會麻醉呼吸中樞，攝取過量時會有中毒危險。

美味小提醒

◉ 前置作業

茄子的苦澀成分較強，接觸空氣會讓切口變黑，並產生苦澀味。可將切好的茄子用迅速泡水或加鹽放置數分鐘後以廚房紙巾輕壓的方式去除苦澀味。

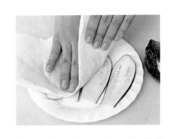

◉ 調理方式

適合與油脂搭配，如油炸或熱炒食用，除了做成味噌炒茄子、味噌田樂燒（編按：一種用味噌調味的燒烤料理）、烤茄子之外，也適合與其他夏季蔬菜，如蕃茄、櫛瓜等燉煮成法國普羅旺斯燉菜、焗烤與起司燒等洋風料理。

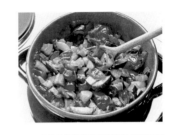

◉ 食譜：涼拌茄子

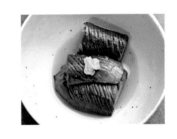

- **材料：（2 人份）**
  茄子 2 顆、鰹魚醬油 50cc、味醂 1 ～ 2 大匙、水 200cc

❶ 將茄子切成不規則的四等分，並去除苦澀味。
❷ 將 ❶ 以沙拉油炒至變軟。
❸ 將 ❷ 及其他食材放入鍋中，以中火燉煮約 10 分鐘。
❹ 放置冷卻、使味道充分入味後，擺上切碎的生薑。

茄子的主要種類

茄子有許多不同的種類，各自具有獨特的風格與特徵。

圓茄	生產於日本信越地方及關西地區，果肉結實，適合以味噌醃漬或燉煮食用。
美國茄	美國原產品種「黑美人大蛋茄（Black Beauty）」改良，特徵是綠色蒂頭及碩大果實，適合加熱調理。
長茄	約 20 公分左右的細長茄子，特徵是軟嫩的果肉，日本的主要食用地區為西日本。
斑馬茄	擁有美麗的紫白相間條紋，是義大利茄子的一種，特徵是結實的果肉與堅硬的外皮。

・茄子小知識

日本傳統認為新年初的吉祥物有「一富士、二鷹、三茄子」，這句話中的茄是從日本古代茄子舊名「夏實」的稱法演變而來。根據地域不同生長期也不同，溫帶地區的茄子多為一年生植物，而熱帶地區則大部分為多年生植物。

蕃茄
Tomato

學名：*Solanum lycopersicum*
分類：茄科茄屬
原產地：南美安地斯山脈高原一帶
日本品種＆產地：請見 P.154

消費量位居世界第一　黃綠色蔬菜界之王

蕃茄在蔬菜界的消費量位居世界第一。含有高濃度的甜味成分麩胺酸，以及豐富的酸味與水分，適合製成生菜沙拉、拌炒或燉煮，也可加工製成蕃茄醬及茄汁醬等多樣化的食品。蕃茄紅色外表的成分為「蕃茄紅素」，具有減少活性氧類的功能。蕃茄汁含有一種「13-oxo-ODA」的亞油酸成分。

儘管蕃茄給人夏季蔬果的印象，但蕃茄其實是一種不耐高溫多濕氣候的蔬果。美味的蕃茄多在舒適宜人的春、秋兩季生產。夏季就屬濕氣較低的北海道產蕃茄最美味。

蕃茄 在台灣

台灣蕃茄種植始於日據時代，產量逐年增多，還曾外銷日本。在眾人努力下，台灣蕃茄也有了不少的大蕃茄品種，可分為黑柿、粉柿仔及牛蕃茄等。其中黑柿仔皮厚，是台灣地區特有的食用品種；而顏色鮮紅、耐貯存的牛蕃茄切開不易流出汁液，是沙拉、漢堡的最佳配角；至於宜蘭縣礁溪鄉出名的「溫泉蕃茄」，則屬於適合當水果品嘗的粉柿仔，它皮薄、口感細膩，很受到消費者喜愛。大蕃茄品種的黑柿及牛蕃茄產地大都集中在中南部，主要在嘉義、彰化、雲林、南投、花蓮、新竹一帶；至於台灣的小蕃茄品種，更是讓世界驚豔，像是「聖女」、「玉女」、「美濃橙蜜香」等皮薄汁多、甜度高，是許多老饕的最愛，主要產地在嘉義、台南、高雄等地，產季從11～5月。

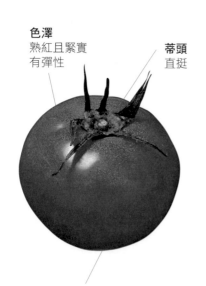

色澤
熟紅且緊實
有彈性

蒂頭
直挺

底部
呈放射狀筋脈

【 主要的營養素 】

 胡蘿蔔素　　**蕃茄紅素　亞油酸**

【 挑選方式 】

表面色澤平均、熟紅、緊實有彈性，且綠色蒂頭直挺者較為新鮮。

【 保存方法 】

可放入保鮮袋或以保鮮膜包裹後放入冰箱冷藏。綠色的蕃茄宜放在常溫下追熟後再放入冰箱冷藏。

【 適合搭配的食材 】

 黃麻　　 杏仁　　 橄欖油

蕃茄紅素與芝麻、杏仁等維生素E含量高的食材一起食用，能提高抗氧化作用。因蕃茄紅素為脂溶性營養素，與油脂一起調理能提高吸收率。

美味小提醒

◉ 前置作業

雖然蕃茄多為直接生吃,但將蕃茄快速汆燙後立即浸泡冷水並剝去外皮,能讓口感更加美味。將蕃茄底部用刀淺淺地劃上十字,再放入鍋中汆燙,待底部切口處的皮開始剝離後撈起、浸泡冷水,用手將皮剝除。另外,將叉子固定在綠色蒂頭處,讓十字切口處對著火燒,也可順利將皮剝下。

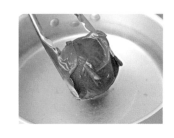

◉ 調理方式

蕃茄料理的調理方式多元,如生菜沙拉、燉煮或熱炒。若手邊有很多蕃茄,可製成茄汁醬保存,日後可加以應用在日本、西方或中華料理上。也可汆燙、冷卻後放入冰箱冷凍,當作蕃茄罐頭使用。

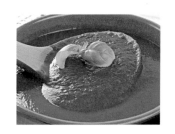

◉ 食譜:卡普雷塞沙拉

· **材料:(2 人份)**
蕃茄 1 顆、莫札瑞拉起司 1 塊、鹽、胡椒少許 、
初榨橄欖油少許、細葉香芹(裝飾)

❶ 將冰鎮過的蕃茄與莫札瑞拉起司切片。
❷ 以蕃茄、起司互相交錯的方式擺盤。
❸ 最後撒上少許鹽、胡椒及裝飾的細葉香芹。

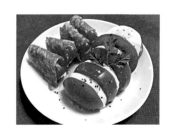

蕃茄的主要種類

蕃茄的種類十分繁多,難以一一舉例,大致可分為「桃色系」、「紅色系」及「迷你蕃茄系」等種類。

迷你蕃茄	大小約一口能吞下的程度,好入口。常出現在生菜沙拉及便當的菜色裡,又稱為「小蕃茄」。
中型蕃茄	大小介於大蕃茄與迷你蕃茄之間的蕃茄。
水果蕃茄	指甜度特別高的蕃茄,栽培期間刻意減少澆灌的水量,使得糖分得以貯存。
黑蕃茄	外表呈紅褐色,原產於俄羅斯,有鮮嫩多汁的酸甜口感。因果肉軟嫩,燉煮時容易散開。

· **蕃茄小知識**

蕃茄大約是在 16 世紀大航海時代從南美洲傳入歐洲,因其葉、莖與其他有毒的植物相似,在當時被當作令人畏懼的「惡魔果實」,導致在 18 世紀以前,蕃茄都尚未以食用蔬果的身分在當地受到推廣。

青椒

Bell pepper

學名：*Capsicum annuum L.*
分類：茄科辣椒屬
原產地：中南美
日本品種＆產地：請見 P.154

不受小朋友歡迎的營養蔬菜 卻含有豐富的維生素 C

青椒與甜椒、獅子唐椒等皆為辣椒相近的品種。一般來說，未成熟的果實稱為青椒，完全成熟的果實則稱為紅椒。未成熟的青椒有一種特殊的青澀味，以及「檞皮苷（Quercitrin）」成分的強烈苦味。青椒雖富含維生素C，但成熟後的黃椒、紅椒等甜椒所含有的維生素C更豐富。一般來說青椒的產季約在夏季至秋初左右，但因溫室栽培技術的發展，目前全年都能吃到美味的青椒。

青椒 在台灣

青椒炒豆干是台灣家庭常見的家常菜，但許多大人和小孩卻不喜歡青椒的氣味，倒是或紅或黃的甜椒，較受到大眾的歡迎。有人說常見的青椒是指甜椒的綠色幼果未成熟便採收，若成熟後，就是黃椒或紅椒，但事實上，這兩者是不同品種的甜椒。這種有紅有黃有橙又有綠的蔬菜，原生在墨西哥和中美洲一帶，西班牙人發現新大陸後，先將它們帶入歐洲，隨後又帶入非洲和亞洲。目前台灣甜椒的主產地在南投縣埔里鎮及信義鄉，其他如雲林縣、屏東縣、高雄市、花蓮縣、台南市也有生產。雖然甜椒的顏色不同，但營養素是差不多的。甜椒和其他蔬菜相同，產地若處於高海拔之地，因日夜溫差大而更顯鮮甜，同時因為甜椒需要大量陽光，又不能過於濕熱，因此每年的10～5月，是它的主要產期。

蒂頭
無發黑等變色情形

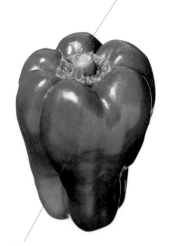

外皮
呈深綠色，有光澤且緊實有彈性。

【 主要的營養素 】

胡蘿蔔素　維生素C

【 挑選方式 】

挑選色澤呈深綠色、表皮有光澤且緊實有彈性者。切口處變黑者應避免挑選。

【 保存方法 】

水分易使青椒損傷，宜把表面的水分仔細地擦乾後放入保鮮袋，置於冰箱冷藏。

【 適合搭配的食材 】

蛋　鴻喜菇　麻油

青椒富含十分耐高溫的維生素C，適合熱炒。菇類及蛋富含維生素B2，一起搭配食用可望能達到美化肌膚的效果。

美味小提醒

◉ 前置作業

許多人不愛吃青椒，原因都是「特殊的苦味」，但有一個方法能減緩苦味，就是去除內部的種子與白色的木棉組織。先將青椒對半切，以手將蒂頭去除後，小心地用菜刀將內部的種子與木棉組織切除。雖然有點費工夫，但能讓料理的味道更加美味。

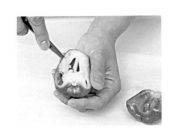

◉ 調理方式

青椒富含胡蘿蔔素，與油脂一同烹調能提高胡蘿蔔素的吸收率。可嘗試與肉類或其他蔬菜類一起熱炒，或在青椒內包入絞肉後燒烤等調理方式，讓青椒有效與油脂結合。青椒的調理方式也十分多元、廣泛，可燉煮、涼拌或製成生菜沙拉。

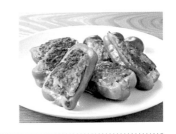

◉ 食譜：醃泡甜椒

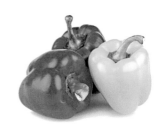

· **材料：（2 人份）**
甜椒 2 顆、醋 2 大匙、砂糖 2 小匙 、橄欖油 2 大匙、鹽、胡椒少許

❶ 去除甜椒的種子，切成適度大小，以保鮮膜包裹後放入微波爐加熱。
❷ 加入其他的食材與調味料，混合拌勻。
❸ 放入冰箱的冷藏庫降溫。

青椒的主要種類

可分為「獅子椒型」、「獅子唐椒型」以及「鐘型」，一般來說青椒為「獅子椒型」，而甜椒為「鐘型」。

Janbo 大青椒	比一般的青椒大，長約 15 ～ 20 公分，苦味較少，容易入口。主要的生產地在荷蘭、墨西哥。
Pi 太郎	辣椒的變種，又稱「兒童青椒」，特徵是味道較甜、檸檬酸較少，苦味僅一般青椒的十分之一。
甜椒 (Paprika)	茄科辣椒屬的一種，特徵是味道甘甜。最初 Paprika 指的是從匈牙利進口的一種扁平、紅色的辣椒。
巴勒莫 (Palermo)	義大利產的紅椒，外表雖與辣椒相似，但成熟的果實糖分高，吃起來十分甘甜。

· 青椒小知識

日本有名的青椒品種有大型的「California Wonder」、「Large Bell」，中型的「獅子」、「京波」以及「千種」等。沿著青椒的纖維縱向切，能避免欌皮苷揮發，達到減輕苦味的效果。

辣椒
Chile pepper

學名：*Capsicum*
分類：茄科辣椒屬
原產地：中南美洲
日本品種＆產地：請見 P.154

廣泛應用在世界各地的辛香料及醬料上

日本的辣椒多為乾燥處理過後「鷹爪辣椒」等乾辣椒，而墨西哥等中南美洲地區多直接食用生辣椒或燻製後食用。世界上最辣的辣椒品種之一為「千里達蠍子布奇T辣椒（Trinidad Scorpion Butch T pepper）」。近年來，如「萬願寺辣椒」這種不辣的辣椒品種在日本的生產量逐漸增加。

辣椒在台灣

台灣人近幾年來受日本人影響，也開始吃辣。在台灣經常可以看到不同品種的辣椒，像是最常拿來入菜或醃漬做醬的朝天椒，它的紅色果實外型細小，但可別被它可愛的外型騙了，這種辣椒皮薄激辣，常嚇壞不少人；還有常用來做剝皮辣椒的青辣椒；外型凹凸不平，辣味低，可與肉絲、豆干等食材一起拌炒或是單炒的糯米椒等，都是台灣人餐桌上常見的辣椒品種。產地集中在中南部，全年可摘。

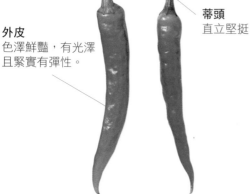

外皮
色澤鮮豔，有光澤且緊實有彈性。

蒂頭
直立堅挺

【 主要的營養素 】

維生素 E　維生素 K　鉀　鈣　辣椒素

【 挑選方式 】

挑選表面有光澤、鮮綠色且有彈性者，摸起來較硬者表示鮮度下降。

【 保存方法 】

不耐低溫及乾燥的環境，宜放入保鮮袋後置於冰箱冷藏。若能存放在10℃左右的蔬果室最佳。

美味小提醒

食用新鮮的當季辣椒而非乾燥的「鷹爪辣椒」，能攝取豐富的維生素 C。辣椒與魩仔魚、絞肉等搭配拌炒，並佐以醬油、酒、味醂等調味料一同調味，就能在短時間內完成一道美味的料理。油炸時記得以竹籤在表面各處刺上多個小洞，以防止破裂。

【 適合搭配的食材 】

 魩仔魚　 大蒜　 油脂

辣椒的辛辣口感來自辣椒素，是一種能促進食慾、讓身體感到溫熱的成分。辣椒素會隨著油脂溶出，因此適合搭配油熱炒。辣椒亦適合搭配蛋白質豐富的食材。

・辣椒小知識

主要種類包含具代表性的「朝天椒」、沖繩縣及鹿兒島縣所栽培的「島辣椒」、在日本推出零食的「哈瓦那辣椒」，以及墨西哥主要栽培的綠辣椒品種「墨西哥辣椒（Jalapeño）」。

秋葵 *Okra*

學名：*Abelmoschus esculentus*
分類：錦葵科秋葵屬
原產地：美國東北部
日本品種 & 產地：請見 P.154

黏答答的黏液 有降低膽固醇的效果

一般對於秋葵的印象，多為日本飲食中的燉煮或醋拌料理，但其實秋葵也是中東、北非、西非、美國等地常見的食材。其黏答答的特徵，是來自黏液素（Mucins）等膳食纖維。市面上還可見紅秋葵、白秋葵，形狀也不只有星型剖面，還有圓形剖面的秋葵。

秋葵在台灣

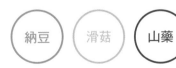

一百多年前傳入台灣的秋葵，當時的植株都比較高大，果實容易老化，後經過多次雜交改良，現在的秋葵較常見的有五角形、圓形及紫紅色的品種，主要採收期為每年的3～11月，而5～9月則是主要產季，產地則分布在彰化、雲林、嘉義、屏東等地。秋葵愈小愈嫩，長度5～10公分口感最佳，烹煮時忌用銅、鐵器皿盛裝，否則秋葵極易變色。

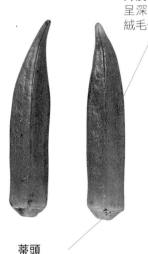

外皮
呈深綠色、表面絨毛分布平均

蒂頭
無發黑等變色情形

【 主要的營養素 】

胡蘿蔔素　鉀　鈣　膳食纖維　黏液素

【 挑選方式 】

挑選色澤為新鮮的深綠色、絨毛分布平均、蒂頭無發黑者。體型過大表示生長時間過長。

【 保存方法 】

不耐高溫及低溫，宜保存在通風良好的場所。亦可抹鹽汆燙後放入冰箱冷凍保存。

美味小提醒

調理前在秋葵上撒鹽，以手輕輕搓揉、沖水後即可去除表面絨毛。可直接將生秋葵做成生菜沙拉，或混合鮪魚生魚片等食材製成涼拌料理。拌炒前先快速汆燙，可加速熱炒時的加熱速度。燉煮時，待鍋內其他食材皆煮熟後才加入秋葵，避免燉煮時間過長。

・秋葵小知識

一般常見的秋葵多為綠色外皮，切口為星狀的「五角形」的品種，但還有「紅秋葵」、沖繩的「島秋葵」、八丈島的「八丈秋葵」等切口為「圓形」的品種，以及山口縣栽培的「白秋葵」等。

【 適合搭配的食材 】

納豆　滑菇　山藥

搭配其他也富含黏液素的食材食用，能提高保護黏膜的效果。黏液素也有助於人體消化吸收肉類與魚類的蛋白質。

蘋果
Apple

學名：*Malus pumila*
分類：薔薇科蘋果屬
原產地：中亞地方
日本品種＆產地：請見 P.154

可預防多項疾病，讓你「遠離醫生」的水果

世界上的品種約有一萬種以上，而日本「富士蘋果」的生產量更居於世界上數一數二的地位。含有豐富的水溶性膳食纖維「果膠」，具有促進消化與整頓腸道的功能，並含有具抗氧化作用的「兒茶素」，為多酚的一種，而「槲皮素」亦有改善血流量的效果。

蘋果在台灣

位於中橫沿線的梨山、福壽山、大禹嶺一帶，是台灣蘋果的主要產區，每年11、12月為「霜期」，這樣獨特的氣候變化使這一帶的蘋果為了禦寒，將自身少數澱粉轉換成糖，且積極貯存果糖藉以防止凍傷，這種本能在水果內部形成半透明的的「蜜線」，產出了台灣特有的蜜蘋果！

台灣蜜蘋果果粒雖然不大、外表也較進口蘋果粗糙不討喜，但它卻擁有18、19度的酸甜風味，反而是許多進口蘋果比不上的好滋味！

果皮
整體色澤均一，表面緊實且有光澤。

果柄
尚未長新芽，緊密結實。

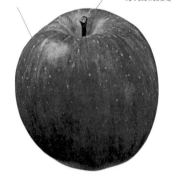

【 主要的營養素 】

鉀　膳食纖維　兒茶素　槲皮素

【 挑選方式 】

整體色澤均一表示生長期間陽光的照射平均。成熟的蘋果拿起時有沉甸甸的重量感。

【 保存方法 】

不耐溫度急遽變化的環境，因此放入冰箱冷藏前須以報紙包裹。報紙同時也有吸收乙烯的功能。

【 適合搭配的食材 】

 蕃茄　 青花菜　 葡萄柚

為有效攝取蘋果的營養素，建議連皮一起生吃。也可與其他高營養價值的蕃茄、青花菜等蔬果搭配，製成生菜沙拉食用。

美味小提醒

因蘋果會散發出一種乙烯成分讓其他蔬果早熟，因此一般建議單獨置於別處保存。但這種成分亦能延緩馬鈴薯發芽的時間，因此可與馬鈴薯一起保存。因蘋果具有植物性泛酸，加熱時不宜使用鋁製、不鏽鋼製或鐵製的鍋子，建議使用琺瑯鍋或耐熱玻璃製的鍋子。

・蘋果小知識

日本主要栽種的品種，有年產量達1230萬公噸的「富士蘋果」、源自美國品種「金冠蘋果」、適合製成蘋果派的「紅玉」，以及屬於姬蘋果品種的「姬小町」，姬小町亦為廟會活動常見的蘋果糖原料。

香蕉

Banana

學名：*Musa spp.*
分類：芭蕉科芭蕉屬
原產地：東南亞、馬來西亞半島
日本品種＆產地：請見 P.154

食用前要先確認是否出現「糖斑（Sugar spot）」

日本國內流通的香蕉多為進口香蕉，為了防止害蟲入侵，一般會先將尚未成熟的香蕉放入室內追熟完成後才出貨。香蕉含有澱粉、葡萄糖等醣類，其中膳食纖維及果寡糖等成分具有促進消化的作用。

香蕉
在
台灣

台灣的香蕉舉世知名，200多年前自中國大陸引進，產量高、四季皆可生產，曾是台灣農村的重要經濟作物。台灣香蕉依種植地點不同可分成田蕉和山蕉兩種，種在平地稱為田蕉；種在山坡的則為山蕉。高雄旗山因沖積土深厚，所以是非常著名的田蕉產地，其他如屏東、枋寮、新埤等地也是主要產區；至於山蕉則以南投中寮、集集為主要產地，特別是集集，因日夜溫差大，很適合種香蕉。在品種部分，最常見的北蕉是最早在台灣種植的香蕉，也是外銷日本的品種，其他還有玫瑰蕉、紅皮蕉、旦蕉等。

果柄
完整結實

果皮
呈深黃色

斑點
稱作「糖斑（Sugar spot）」，出現的時候代表進入最佳食用時機。

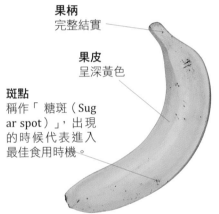

【 主要的營養素 】

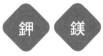

鉀　鎂　膳食纖維　**果寡糖**

【 挑選方式 】

挑選整體呈深黃色、無青色未成熟的部分，且整串香蕉皆無因擠壓而變色者。

【 保存方法 】

可掛在香蕉掛架上，或讓壓在底下的香蕉翻面朝上，以避免因擠壓而變色。

【 適合搭配的食材 】

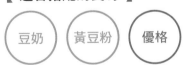

豆奶　黃豆粉　優格

富含醣類、維生素及礦物質，適合與豆奶、優格等食品搭配食用，作為能量的來源，幫助消除疲勞、恢復體力。

美味小提醒

在蔬果店或超市等地販賣的香蕉多未為完全成熟的香蕉，因此購買後應先放置室內追熟。以常溫保存，當表面出現黑褐色斑點狀的「（Sugar spot）」時即為最佳食用時機。成熟的香蕉人體較易消化吸收。因香蕉是熱帶水果，在低溫的環境易損傷，請勿放入冰箱。

・香蕉小知識

主要品種有占世界總產量將近一半的「香芽蕉（Cavendish）」，也是日本目前最常見的品種，還有長約 7～9 公分的小型香蕉「旦蕉（Lady finger）」，又稱猴子香蕉，以及沖繩縣及奄美群島所產的「島香蕉」，特徵為短而小的外表。

草莓 *strawberry*

學名：*Fragaria × ananassa Duchesne ex Rozier*
分類：薔薇科草莓屬
原產地：北美洲、南美洲
日本品種&產地：請見 P.154

攝取 5 顆就能補充 1 日所需的維生素 C

一般食用的部分為花托，而草莓上一粒一粒看起來像種子的部分才是果實（瘦果）。草莓擁有豐富的維生素C，能預防感冒、美化肌膚，葉酸能有效地預防貧血，「花青素」等天然色素成分也有抑制癌症發生的作用。

 在台灣

台灣的草莓於11月～隔年4月均可上市，其中1～3月為盛產期。栽培地點主要集中在苗栗大湖，其他如新竹關西、苗栗的公館、獅潭及南投、台南等也有大片的草莓園。

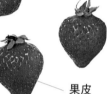

蒂頭
呈彎曲狀
表示已成熟

瘦果
有明顯一
粒一粒的
果實

果皮
呈平均且鮮豔的紅色

【 主要的營養素 】　維生素C　葉酸　膳食纖維　花青素

【 挑選方式 】　表面紅色的色澤平均、有光澤，當綠色的蒂頭呈彎曲狀表示已成熟。

【 保存方法 】　不須清洗也不需去除蒂頭，直接裝入保鮮袋放入冰箱冷藏。清洗時也不須去除蒂頭。

柿子 *Kaki Persimmon*

學名：*Diospyros kaki Thunb.*
分類：柿樹科柿樹屬
原產地：東亞
日本品種&產地：請見 P.154

日本各地皆有栽培，屬於秋季的美味

品種約有1000種以上，大致可依其澀味成分的單寧酸是水溶性或非水溶性，將柿子分為澀柿與甜柿兩大類。雖然含有豐富的維生素C，但製成乾柿後該營養素便會減少。

 在台灣

台灣柿子大致上可分為澀柿和甜柿兩大類。前者採收時仍青澀難入口，經過人工脫澀，卻意外好吃；至於從日本引進栽種的甜柿，這幾年經過農民努力栽培，產量已大增。每年9～11月是柿子的產季。澀柿產地在新竹苗栗一帶，甜柿則以台中和平區為主，中南部山區亦有種植。

蒂頭
形狀漂亮

果實
顏色均一
有光澤

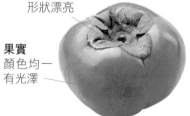

【 主要的營養素 】　胡蘿蔔素　維生素C　鉀　單寧酸

【 挑選方式 】　挑選顏色均一有光澤，蒂頭形狀漂亮，拿起時有重量感者。

【 保存方法 】　以報紙包裹後置於陰涼處保存。應避免放在溫暖的地方，容易變質。

櫻桃 *Cherry*

學名：*Cerasus avium*
分類：薔薇科李屬
原產地：裏海沿岸附近
日本品種&產地：請見 P.154

營養均衡的「紅寶石」

據說從西元前便開始有櫻桃的栽培記錄，目前世界上的品種數量約有1,000種以上。若以100g的蔬果所包含的營養成分為基準，櫻桃富含相對較多的鈣及鐵。

 在台灣

櫻桃對台灣人來說屬於高級進口水果，台灣因為成本考量而沒有種植，因此市面可見的櫻桃全為進口，一年中有兩次吃櫻桃的機會，產季在5～8月的夏季櫻桃，主要來自北美和加拿大；而每年12～1月的冬季櫻桃，則多從紐西蘭、智利和澳洲這幾個南半球國家進口。

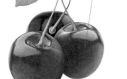

果柄
呈鮮綠色

果實
色澤鮮紅
有光澤色。

【 主要的營養素 】　葉酸　鉀　鐵　花青素
山梨糖醇

【 挑選方式 】　挑選果實色澤鮮紅有光澤，果柄呈鮮綠色者，並檢查是否有損傷。

【 保存方法 】　因低溫的環境易使櫻桃的風味下降，建議保存在涼爽的場所，食用前一小時再冷藏即可。

無花果 *fig tree*

學名：*Ficus carica L.*
分類：桑科榕屬
原產地：阿拉伯南部、地中海沿岸地方
日本品種&產地：請見 P.154

曾出現在古埃及的壁畫上

除了直接生吃外，也常以無花果乾的形式在市面上流通。無花果的果實含有果糖、蛋白質、多種維生素及鉀，亦包含一種稱為無花果蛋白酶（ficin）的蛋白質分解酵素。

 在台灣

雖然台灣在日治時期就有種植無花果的記錄，只是推廣不力而消失，經過農業專家不斷研究改良，這幾年終於在台灣開花結果，且全年均產，目前產地以雲林為主，其他地區也有零星栽種。

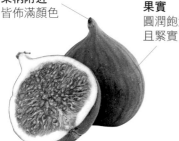

果柄附近
皆佈滿顏色

果實
圓潤飽滿
且緊實

【 主要的營養素 】　鉀　膳食纖維　無花果
蛋白酶

【 挑選方式 】　外型圓潤飽滿且緊實，果實至果柄附近皆布滿顏色者佳。

【 保存方法 】　放入保鮮袋後置於冰箱冷藏。因果實容易損傷，宜盡早食用完畢。

甜瓜 *melon*

學名：*Cucumis melo L.*
分類：葫蘆科甜瓜屬
原產地：東非、中東
日本品種＆產地：請見 P.154

高級水果的代表

依果肉的顏色分為「紅肉系」、「綠肉系」以及「白肉系」甜瓜，也可依網紋有無分為「網紋甜瓜」、「無網紋甜瓜」。擁有高含量的鉀，能預防高血壓及動脈硬化等疾病。

在台灣　台灣將網紋的洋香瓜稱為「哈密瓜」，盛產期在11月～5月，產地多集中在台南、嘉義一帶，以台南市安南區、七股鄉栽培歷史最久。

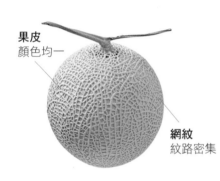

果皮
顏色均一

網紋
紋路密集

【 主要的營養素 】　胡蘿蔔素　鉀

【 挑選方式 】　挑選呈漂亮的圓球狀，底部香氣濃郁者。當果柄的接軸部位開始枯萎時，便是最佳食用時機。

【 保存方法 】　放置冰箱冷藏會使熟成過程停滯，風味也隨之下降。應於常溫下保存，食用前再放置冰箱冷藏即可。

西瓜 *Watermelon*

學名：*Citrullus lanatus*
分類：葫蘆科西瓜屬
原產地：熱帶非洲的草原地帶及沙漠地帶
日本品種＆產地：請見 P.154

夏季風情的代表，小心不要過度冷藏

因西瓜含有鉀及一種稱為「瓜胺酸（citrulline）」的胺基酸成分，有利尿功效，能幫助人體消除水腫。含有紅色天然色素的紅色瓜肉包含胡蘿蔔素及蕃茄紅素等類胡蘿蔔素，具有抗氧化作用。

在台灣　台灣的西瓜品種很多，最常見的莫過於「大西瓜」和「小（玉）西瓜」兩種，依產區不同，在3～7月輪番上市。大西瓜以桃園觀音以北、花蓮為主要產地；至於小西瓜則在屏東、高雄、雲林等地栽種。

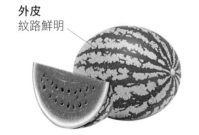

外皮
紋路鮮明

【 主要的營養素 】　胡蘿蔔素　鉀　瓜胺酸　蕃茄紅素

【 挑選方式 】　外皮的深綠色及黑色等紋路鮮明，若為切好的西瓜，其種子應呈黑色。

【 保存方法 】　因過度冷藏會使得甜味下降，應放置於涼爽的場所。切好的西瓜應以保鮮膜包覆後放置冰箱冷藏。

酪梨 *Avocado*

學名：*Persea americana Mill.*
分類：樟科酪梨屬
原產地：中南美
日本品種＆產地：請見 P.154

有「森林奶油」之稱的高營養水果

酪梨的特徵之一為果肉的近20%皆為脂肪成分，但主要由不飽和脂肪酸組成。富含各式維生素、鐵、磷等礦物質，鉀的含量也十分豐富。

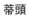
在台灣 台南市大內，是台灣的「酪梨之鄉」，每年5～12月是酪梨產期。依品種不同而產期略有差異，品種可分早生、中生、晚生種三大類。其他如嘉義竹崎、台南麻豆等地也都有栽種。

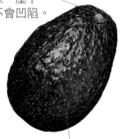

蒂頭
乾燥，壓下時不會凹陷。

外皮 黑色且緊實有彈性

【 主要的營養素 】

維生素 E ・ 維生素 B6 ・ 葉酸 ・ 鉀 ・ 膳食纖維

【 挑選方式 】 外皮顏色由綠轉黑，摸起來緊實有彈性，無較大的皺褶。

【 保存方法 】 與蘋果一起放入袋子可幫助果實熟成，將已成熟者放入保鮮袋後置於冰箱冷藏。

檸檬 *Lemon*

學名：*Citrus × limon*
分類：芸香科柑橘屬
原產地：印度
日本品種＆產地：請見 P.154

含有豐富的維生素 C，是女性保養的好朋友

檸檬的酸味成分來自「檸檬酸」，具有恢復體力、改善疲勞、消除壓力等成效。每100g的檸檬就含有50mg的維生素C，能有效預防感冒、斑點及雀斑的發生。

在台灣 台灣檸檬品種以優利卡（Eureka）為主，盛產期在7～11月，產地在屏東。「優利卡」品種會隨著氣候的不同，而出現不同顏色。台灣氣候溫度較高，它成熟時果皮為綠色；但在氣溫較低的國家，它成熟時果皮卻呈黃色。

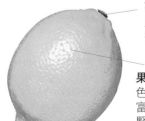

蒂頭
呈綠色且香氣清新

果皮
色澤新鮮、富有光澤且緊實有彈性

【 主要的營養素 】 維生素 C ・ 檸檬酸

【 挑選方式 】 挑選表面有光澤，色澤均一，拿起時有重量感者。摸起來較硬者較為新鮮。

【 保存方法 】 為避免乾燥，宜放入保鮮袋後置於冰箱冷藏。吃到一半的檸檬應以保鮮膜包裹後放入冰箱冷藏，並盡早食用完畢。

梅子 *Japanese apricot*

學名：*Prunus mume*
分類：薔薇科李屬
原產地：中國
日本品種 & 產地：請見 P.154

可製成梅乾搭配米飯食用

梅子的種類主要可分為三種，分別是小顆粒的「小梅」、用於製釀梅酒的「青梅」（如下圖），以及用於製作梅乾的「熟成梅（黃梅）」等。加熱後的梅子會產生一種稱為「梅華（Mumefural）」的成分，能改善血液循環、促進新陳代謝。

 台灣梅子主要產區在南投、高雄、台東等，成熟期在每年的3月底～4月底，常見品種有青梅及胭脂梅兩種。由於梅子並非鮮食的水果，通常是視其成熟度做成加工製品。

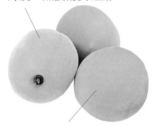

外皮 無損傷及斑點

形狀 圓潤飽滿

【 主要的營養素 】 胡蘿蔔素 鉀

【 挑選方式 】 釀造梅酒則選青梅，製作梅乾則挑選黃中帶紅的熟成梅（黃梅）。

【 保存方法 】 因梅子採收後仍持續追熟，應盡早開始加工製程。加工前的梅子應以報紙包裹後，放置陰涼處。

栗子 *Japanese Chestnut*

學名：*Castanea*
分類：殼斗科栗屬
原產地：日本
日本品種 & 產地：請見 P.154

散發微甜口感 屬於秋季的美味

栗子是一種堅果，於日本平安時期的京都丹波地方大量栽種，其後逐漸擴展到日本各地。一般將日本栗、西洋栗、中國栗及美國栗稱為「世界四大栗」。

 在台灣嘉義中埔也能看到栗子的蹤跡，黃金板栗可說是中埔鄉的獨門產業，產期大約是8月～9月底，是全球緯度最低、產期最早的產區。

【 主要的營養素 】

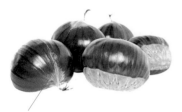

維生素 B1　維生素 B2　維生素 B6　鉀　膳食纖維

外殼 堅硬、有光澤

【 挑選方式 】 挑選外殼堅硬、富有光澤者。表面有洞孔者可能為遭蟲蛀的痕跡。

【 保存方法 】 因常溫下可能遭蟲蛀，建議放入保鮮袋後置於冷藏庫的冰溫室（5℃以下)保存。

桃子 *Peach*

學名：*Amygdalus persica L.*
分類：薔薇科李屬
原產地：中國
日本品種 & 產地：請見 P.154

軟嫩多汁的鮮甜口感，令人愛不釋手

可依品種的不同將桃子分為白鳳系、白桃系、黃金桃系，也可依採收時期的不同來分類。主要成分為使桃子保持香甜口感的「果糖」，其甜度為一般砂糖的1.5倍左右。

 在台灣　台灣桃子可分為平地種及高山種，前者以南投、桃園為產區的鶯歌桃為代表；後者則以「上海水蜜桃」及「瀨戶內」品種為代表，產地多在梨山，桃園復興、南投仁愛等地。桃子產季為6～8月。

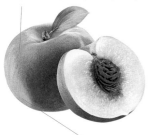

外皮　整體均有色澤分布

裂縫　左右對稱

【 主要的營養素 】　鉀　果糖　膳食纖維

【 挑選方式 】　挑選整體均有色澤分布，表面布滿絨毛，以縱向裂縫為基準左右對稱者。

【 保存方法 】　因過於低溫的環境易使甜度下降，宜保存於陰涼處，食用前一小時再放入冰箱冷藏即可。

葡萄 *Grapes*

學名：*Vitis spp.*
分類：葡萄科葡萄屬
原產地：中東
日本品種 & 產地：請見 P.154

帶有巧妙點綴前菜的鮮豔色澤

葡萄的品種可依特徵（如德拉瓦或巨峰葡萄）、顏色（紅葡萄系、白葡萄系），以及原產地（如美國系、歐洲系等）等不同加以區分。含有葡萄糖及果糖，能幫助恢復體力、消除疲勞。

 在台灣　台灣葡萄的栽培品種以鮮食為主，其中深受消費者喜愛的巨峰葡萄栽培面積最大，產區以彰化溪湖、大村、南投信義為主。

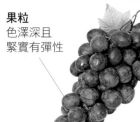

果粒
色澤深且
緊實有彈性

【 主要的營養素 】　葡萄糖　果糖

【 挑選方式 】　挑選果粒色澤深且緊實有彈性者。果粒較易剝下時表示新鮮度下降。

【 保存方法 】　為避免乾燥，應放入保鮮袋後置於冰箱冷藏。因不耐水分，食用前再清洗即可。

萊姆　*Lime*

學名：*Citrus × aurantiifolia*
分類：芸香科柑橘屬
原產地：印度東北部～緬甸
日本品種 & 產地：請見 P.154

檸檬酸的含量高於檸檬

常見於雞尾酒原料的萊姆，富含比檸檬還要高的檸檬酸含量。檸檬酸的「螯合效應（chelate effect）」能與礦物質螯合，可以促進體內礦物質的吸收率，達到美化肌膚的功效。

在台灣 萊姆果實無子，果形較圓，果皮光滑且薄，果肉呈淺黃綠色，在台灣常以「無子檸檬」稱之，但真正的品種名是大溪地（Tahiti），產地在彰化，產期為每年的7月、10 ～ 12月、1 ～ 3月。

整體
呈鮮豔的綠色，並帶有光澤。

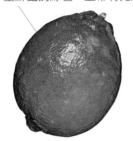

【 主要的營養素 】　維生素 E　維生素 C　鉀　鎂　檸檬酸

【 挑選方式 】　挑選呈鮮豔綠色、無顏色不均、表面有光澤，且拿起時有重量感者。

【 保存方法 】　放入保鮮袋後置於冰箱冷藏。還沒食用完的萊姆應以保鮮膜包覆後再放入冰箱冷藏，並盡早食用完畢。

其他果菜類 · 水果

鮮嫩多汁的口感 是餐桌上的食材寶庫

不論是果菜類及水果都有許多口感鮮甜、水嫩多汁的食材，以下將介紹4種日本當地十分受歡迎的蔬果。

	基本資訊	特徵
香橙	學名：*Citrus junos* 英文名稱：*Yuzu* 等分類：芸香科柑橘屬 原產地：中國	儘管「黃香橙」是秋季成熟、盛產的品種，但在初夏也可見「綠香橙」在市面上流通。重量約在 100 ～ 120 克左右。切碎的果皮也是七味粉的原料之一。
臭橙	學名：*Citrus sphaerocarpa* 英文名稱：*Kabosu* 分類：芸香科柑橘屬 原產地：喜馬拉雅地區	日本大分縣的特產，重量約 100 ～ 150 克，與香橙的品種相近。另有與臭橙相似的品種，稱為酢橘，重量僅約 30 ～ 40 克，屬於德島縣的特產。
奇異果	學名：*Actinidia chinensis* 英文名稱：*kiwifruit* 分類：獼猴桃科獼猴桃屬 原產地：中國	主要品種為綠色果肉的奇異果，以及黃色果肉的黃金奇異果，富含維生素 C。日本的奇異果一般皆為紐西蘭所生產，尚未成熟的奇異果宜放在室溫下追熟。
芒果	學名：*Mangifera indica L.* 英文名稱：*Mango Mango* 分類：漆樹科芒果屬 原產地：印度到中南半島	南方國家的代表水果之一，口感濃郁鮮甜、水嫩多汁。進口國以菲律賓為主，日本當產的品種多為「愛文芒果」。

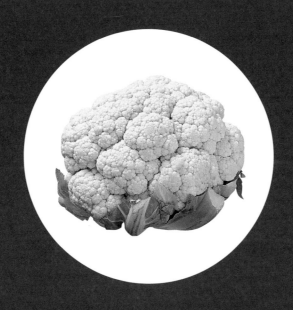

【第四章】

花菜類

以花、花蕾或花莖為主要食用部位的蔬菜
稱為「花菜類」。

代表的蔬菜有青花菜、花椰菜及茗荷等。花菜類
的蔬菜多富含胡蘿蔔素、維生素 C 及膳食纖維等
營養素，有助於維持身體健康，並促進肌膚美化。

除了營養價值外，花菜類的蔬菜因外型較為華
麗，亦能裝飾餐桌上的料理，帶來視覺上的享受。

讓我們一起進入花菜的世界，了解經常食用的花
菜吧！

青花菜 *Broccoli*

學名：*Brassica oleracea var. italica*
分類：十字花科蕓薹屬
原產地：地中海沿岸
日本品種＆產地：請見 P.154

**從花蕾到花莖皆十分美味
富含維生素的營養寶庫**

富含比高麗菜高四倍含量的胡蘿蔔素及維生素C，一般常見的青花菜為頂花蕾型，市面上亦有屬於側枝型的「青花筍」品種。青花筍不須整理茂密的花蕾，處理上較為便利。

青花菜在台灣

二次大戰結束後，青花菜由美國引入，經過不斷引進優良品種，才逐漸成為台灣重要的蔬菜。盛產期在11～3月，產地以嘉義、彰化、雲林為主，冬天以外的時間，台灣市場上的青花菜幾乎是進口而來。台灣品種依成熟期區分為早生種、中生種及晚生種。而坊間這幾年常見的青花筍並不是青花菜的小寶寶，它是由芥藍菜與綠花椰雜交後的品種，莖的部分又細又嫩很像蘆筍的口感，故稱為青花筍，雖然兩者都是十字花科，但卻是不一樣的蔬菜喲！

花蕾
尚未長出黃色的花朵、呈深綠色。

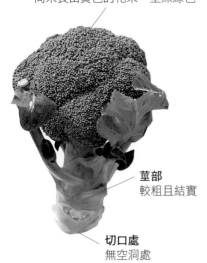

莖部
較粗且結實

切口處
無空洞處

【 適合搭配的食材 】

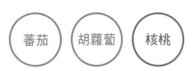

蕃茄　胡蘿蔔　核桃

青花菜含有抗氧化作用的成分，具有抗癌效果。因其營養素屬於脂溶性成分，與含有脂肪的食材搭配食用能提高吸收效果。

【 主要的營養素 】

維生素K　胡蘿蔔素　維生素C　葉酸

【 挑選方式 】

挑選顏色深綠，尚未長出黃色的花朵，莖部不過粗且無空洞者。

【 保存方法 】

切成小朵狀，並加鹽快速氽燙後將水瀝乾，放入冰箱冷藏或冷凍保存皆可。

美味小提醒

青花菜屬於不易清洗的蔬菜，清洗時，可先將花蕾部分浸入裝好清水的碗狀容器內，左右搖動，去除殘留的小蟲及農藥後，再以清水沖洗。莖的部分味美甘甜且營養豐富，可製成美味的佳餚。處理時，須削去一層莖的外皮，與處理花蕾一樣加鹽快速氽燙後再加以保存，可防止加熱時維生素C的流失。

・青花菜小知識

一般的青花菜莖部較粗，頂部由 10～12 株花莖及花蕾組成圓形密集狀。另外還有一種較為細長的青花菜，長莖的前端由許多小花蕾所組成的品種，稱為「青花筍」。

朝鮮薊 *Artichoke*

學名：*Cynara scolymus*
分類：菊科菜薊屬
原產地：地中海沿岸
日本品種&產地：請見 P.154

歐洲具代表性的春季蔬菜

朝鮮薊屬於春季蔬菜，以尚未成熟的花蕾為食用部位，汆燙後的口感微甜。在日本的可見度正慢慢上升。含有一種稱為「洋薊酸(cynarin)」的成分，能維持肝臟功能的正常。

在台灣 有「法國百合」的別名的朝鮮薊，目前台灣僅南投少量生產，但只在3～6月能夠買到在地鮮品，一般多以罐頭醃漬品或國外進口居多。

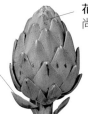

花蕾
尚未開花

花萼
肥厚且緊實有彈性

切口處
含有水分

【 主要的營養素 】 葉酸　鉀　鈣　膳食纖維

【 挑選方式 】 挑選外型呈圓弧狀，花萼緊密包裹，切口處含有水分者。

【 保存方法 】 不耐乾燥的環境，宜以保鮮袋或保鮮膜包裹後，放入冰箱冷藏。

茗荷 *Japanese ginger*

學名：*Zingiber mioga*
分類：薑科薑屬
原產地：亞洲東部
日本品種&產地：請見 P.154

獨特的香氣 適合製成辛香料

早在西元三世紀的《魏志倭人傳》裡便有關於茗荷的記載，是一種歷史悠久的蔬菜，也只有日本將茗荷作為蔬菜栽培。茗荷的獨特香味來自一種稱為「α-蒎烯（α-pinene）」的成分，具有促進血液循環及預防倦怠的效果。台灣稱為「吉康菜」，產量不多，僅在有機農場栽種。

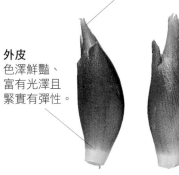

前端　尚未開花

外皮
色澤鮮豔、富有光澤且緊實有彈性。

【 主要的營養素 】 鉀　鈣　α- 蒎烯

【 挑選方式 】 挑選外表圓潤飽滿、花身緊實密合且富有光澤者。

【 保存方法 】 以保鮮膜或沾濕的廚房紙巾包裹後放入冰箱冷藏，以防止乾燥。

·茗荷小知識

傳說曾有佛家弟子吃了茗荷，飯後卻因為昏昏欲睡而忘了該做的事。茗荷有著特殊香氣、色彩，也具辣味，是季節性很強的蔬菜之一，在日本常用在「小菜、湯、酢漬、油炸、醬菜」等料理上。

花椰菜 *Cauliflower*

學名：*Brassica oleracea var. botrytis*
分類：十字花科蕓薹屬
原產地：地中海沿岸
日本品種 & 產地：請見 P.154

由青花菜改良、培育的品種

花椰菜是青花菜變種的品種。將一束花椰菜分切成小朵時，先以菜刀由莖部內側的縫隙處切入，再以手撕下，能避免花蕾的形狀遭到破壞。品種方面，有花蕾為紫色的「紫色花椰菜」，以及義大利的傳統蔬菜「寶塔花菜」亦屬於花椰菜的品種之一。

花椰菜在台灣

台灣的花椰菜據說是荷蘭殖民時期，或鄭成功治台時代由中國大陸引進閩南地區的品種，經過農民的努力，現在台灣不但育出早生、耐熱的品種，更厲害的是、所生產的種子，除了供應國內市場需求外，每年還外銷東南亞地區達10公噸以上。彰化是台灣花椰菜的主要產地，產季在8月到隔年的3月，依生長的長短分為早生、中生和晚生品種，目前最受市場歡迎的有：珠花、石頭花、青梗3種，早期以花球緊密型品種較受歡迎，近年花球較鬆軟脆嫩的品種，也有不少愛好者。此外近幾年可見的紫色、黃色花椰菜，在台也已經培育成功。

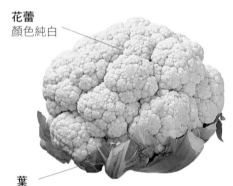

花蕾
顏色純白

葉
呈鮮豔的綠色

【 主要的營養素 】

維生素 B1　維生素 B2　維生素 C　鉀

【 挑選方式 】

挑選花蕾間緊密結實，顏色純白、鮮明，拿起時有重量感者。

【 保存方法 】

放入保鮮膜或保鮮袋，以直立的方式放入冰箱冷藏保存。亦可汆燙後放入冰箱冷藏或冷凍。

【 適合搭配的食材 】

小蕃茄　檸檬　醋

汆燙時加入檸檬汁或醋，能使白色花蕾更為鮮豔，亦可與其他夏季蔬菜搭配製成醃漬花椰菜。

美味小提醒

花椰菜的保存期限比葉菜類蔬菜或青花菜更久。因其澀味較為明顯，應先汆燙並充分去除水分後再行拌炒。花椰菜含有豐富的維生素C，且因加熱而流失的維生素C含量較少。因花椰菜本身無特殊味道，不論用來拌炒、煮湯或製成生菜沙拉，皆十分適合。

・花椰菜小知識

除了一般常見的花椰菜外，還有花蕾呈橘色的「橘色花椰菜」、含有天然色素花青素而呈紫色花蕾的「紫色花椰菜」，以及外型呈整齊排列圓錐狀花蕾的「寶塔花菜」，亦為義大利的傳統蔬菜。

油菜花 *Rapeseed*

學名：*Brassica oleracea italica × alboglabra*
分類：十字花科蕓薹屬
原產地：地中海沿岸、北歐、中亞
日本品種＆產地：請見 P.154

強化人體免疫力 有益身心的春季蔬菜

「菜花類」為十字花科蔬菜的花蕾、花莖及嫩葉的總稱，口感為獨特的淡淡苦味。維生素C的含量十分豐富，有助於提高針對感冒等感染病的免疫力，以及具有預防貧血、幫助膠原蛋白合成等功效。

油菜花是台灣農民在休耕時節所種的綠肥之一，每年12月到隔年2月，在全省各地的稻田裡都可見到它的身影，此外它的種子含油量高可榨油食用。雖然是當作綠肥，但油菜花的嫩莖也非常可口。品種從植株外型分為小油菜及大油菜，大油菜種子油量高，是推廣品種。

花蕾
尚未開花，花苞密合。

葉、莖
柔軟且緊實
有彈性

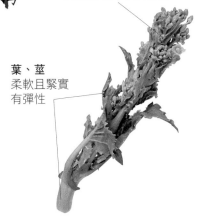

【 主要的營養素 】

- 胡蘿蔔素
- 維生素C
- 葉酸
- 鉀
- 鈣
- 膳食纖維

【 挑選方式 】

挑選花蕾尚未開花，且莖、葉軟嫩者。開花後會產生澀味。

【 保存方法 】

以沾濕的報紙包裹後放入保鮮袋，倒立放置於冰箱冷藏。亦可汆燙後放入冰箱冷藏或冷凍。

【 適合搭配的食材 】

 裙帶菜　 胡蘿蔔　橄欖油

與富含維生素、礦物質的食材搭配，能讓營養價值達到相輔相成的效果，亦適合搭配脂肪食用。

美味小提醒

因長莖部分較硬，建議與葉及花蕾分開水煮。汆燙完成後先浸泡冷水，再將水分充分瀝乾。不僅能製成醬油涼拌、辣味涼拌等小菜，也適合做成西洋料理。搭配美乃滋、起司等高脂肪含量的配料，能提高胡蘿蔔素等脂溶性成分的吸收效果。

・油菜花小知識

油菜花是十字花科的花朵，大致可分為「日本種」及「西洋種」。亦有專門榨油用的油菜花品種。油菜花隨撒隨長，不挑環境，台灣有諺語「油麻菜籽」來傳達女性永不低頭的堅強生命力。

第4章 ● 花菜類

蜂斗菜花蕾 *Flower cluster*

學名：*Petasites japonicas*
分類：菊科蜂斗菜屬
原產地：日本、朝鮮半島、中國
日本品種 & 產地：請見 P.154

品嘗蜂斗菜天婦羅 享受早春獨有的美味

蜂斗菜花蕾擁有容易令人上癮的獨特香味及苦味。蜂斗菜花蕾指的是蜂斗菜的花蕾，而花開後由地下長出的葉子，則稱為「蜂斗菜」。因蜂斗菜花蕾會在早春時一口氣冒出，而有「春天使者」的稱呼。獨特香味及苦味亦可當作辛香料的原料之一。

 在台灣

蜂斗菜葉梗在日本被當成蔬菜，這種蜂斗菜在嘉義阿里山也有種植，為當地的藥用風味菜。但和日本蜂斗菜同為Petasites屬的台灣蜂斗菜（又叫台灣款冬），則是台灣特有種，分布於1,000 ～ 3,000公尺的海拔山區潮濕處。

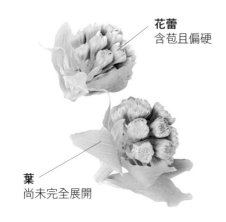

花蕾
含苞且偏硬

葉
尚未完全展開

【 主要的營養素 】

胡蘿蔔素　維生素B1　鉀　膳食纖維

【 挑選方式 】

挑選葉子尚未展開，花蕾含苞且偏硬者。外型過大者苦味較重，不建議挑選。

【 保存方法 】

因容易乾燥，宜以沾濕的報紙包裹後放入保鮮袋，置於冰箱冷藏保存，並盡早食用完畢。

【 適合搭配的食材 】

 味噌　 奶油　 橄欖油

除了做成天婦羅料理外，也適合做成蜂斗菜味噌，或汆燙後在加入奶油或橄欖油的平底鍋中快速拌炒。

▌美味小提醒

因本身的澀味較重，除了做成天婦羅之外，調理前應先汆燙以去除澀味。在熱水加入鹽，待沸騰後放入蜂斗菜，水煮約3～4分鐘。水煮時，亦可蓋上廚房紙巾以避免浮沫浮出。將汆燙過後的蜂斗菜浸泡冷水、去除澀味，即可完成一道量少卻帶有春天氣息的料理。

• 蜂斗菜花蕾小知識

目前市面上所見的蜂斗菜多為一種稱為「愛之早生」的品種，栽種於日本愛知縣東海市，產量位居日本第一。另有稱為「秋田蕗」的品種，在日本當地十分有名，成長後的長度可達2公尺。野生的蜂斗菜又稱為「山蜂斗菜」。

食用菊花 *Edible chrysanthemum*

學名：*Chrysanthemum morifolium*
分類：菊科菊屬
原產地：中國
日本品種＆產地：請見 P.154

為秋季的餐桌點綴鮮豔色彩

食用菊花是由菊花改良的可食用品種。帶有淡淡的甜味，適合多樣的調理方式，如涼拌、醋漬拌菜或天婦羅等。在日本，有稱為「延命藥」的紫色花卉品種，以及稱為「阿房宮」的大型花卉品種。

在台灣

台灣拿來食用的菊花，最具代表非杭菊莫屬。每年11月中到12月底，在苗栗銅鑼、台東知本、太麻里杭菊的盛產期，品種有「白花」、「黃花」兩種，分別被命名為「白雪」和「黃金菊」。

花瓣　形狀完好且色澤鮮豔

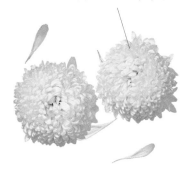

【 主要的營養素 】

維生素 B1　維生素 B2　鉀　錳

【 挑選方式 】　挑選顏色鮮豔且形狀完好，花瓣直挺者。

【 保存方法 】　因香味消散速度快，宜盡早使用。保存時應放入保鮮袋後置於冰箱冷藏，以避免乾燥。

其他花菜類

受矚目的「食用花卉」也屬於此類

分類在花菜類的蔬菜種類並不多，但若將「食用花卉」也歸類於此，情況則大不相同。荷蘭的日常飲食中常見的「金魚草」也屬於此類，將在以下介紹。

	基本資訊	特徵
寶塔花菜	學名：*Brassica oleracea var. botrytis* 英文名稱：*romanesco broccoli*、*cauliflower romanesco* 等分類：十字花科蕓薹屬 原產地：地中海沿岸	外型是由許多花蕾所組成的螺旋狀圓錐，屬於花椰菜的一種，於 1990 年左右由法國的布列塔尼等地開始大規模栽培。
金魚草	學名：*Antirrhium majus L.* 英文名稱：*Snapdragon* 分類：車前科金魚草屬 原產地：地中海沿岸	色澤繽紛，計有黃色、橘色、紅色、粉紅色、白色、紫色等顏色的花卉，適合用來點綴義大利麵等料理。因其花卉與金魚擺動雙鰭優游的姿態相似而得名。

讓孩子愛上吃蔬菜

◉ 什麼是蔬菜料理？

「孩子總是不愛吃蔬菜！」這是許多父母的心聲，儘管自己年幼時可能也不愛吃蔬菜，但對於不愛吃蔬菜的孩子格外擔心，甚至訓責的父母卻不在少數。

當提到蔬菜料理時，第一個浮現腦海的料理是什麼呢？相信不少人都會回答「生菜沙拉」吧！生菜沙拉，也就是未煮熟的蔬菜，因其纖維質不易咬斷，對於牙齒尚未發育成熟且咬合力不足的孩子來說，是一道「不好嚼食的菜」。當我們責罵孩子「要多吃蔬菜」時，可以想想不吃的原因是否為「不易進食」，而非「不愛吃」而已。當孩子對於蔬菜不易入口的印象根深柢固時，即便牙齒的咬合力隨著身體發育逐漸改善，仍會對於過往不易進食的蔬菜抱持抗拒的態度。

有一份關於蔬菜攝取的調查，詢問父母（監護人）家中未達學齡兒童一天攝取的蔬菜料理份數，約有 4% 的父母（監護人）回答「5～7 盤」，但有高達 74% 以上的父母（監護人）回答僅有「0～2 盤」。當孩童僅有的 1～2 盤蔬菜料理中有一道為難以吞嚥咀嚼的生菜沙拉時，自然就大大增加抗拒（＝討厭）吃蔬菜的可能性了。

處理高麗菜、白菜、菠菜等葉菜類時，為使纖維更好吞嚥，可以先切細碎後再以水煮、拌炒等方式煮熟；胡蘿蔔、蘿蔔等根菜類宜慢慢燉煮至口感軟爛；而花椰菜則汆燙後切除較硬的莖部，僅給孩子食用花蕾的部分等。運用各種烹調方面的巧思，逐步改善孩子不愛吃蔬菜的問題。另外，與其在蔬菜料理加入美乃滋或沙拉醬等調味料來「添味」，不如用小魚乾或昆布熬的湯底來煮味噌湯或燉物料理，更能襯托出蔬菜原始的美味，也更適合孩子的口感。

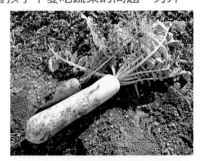

相信只要多用點巧思，孩子一定會愛上蔬菜的！

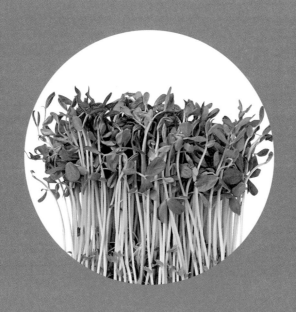

【第五章】

根菜類

∙∙

以在土裡發育完成的根部為主要食用部位的蔬菜
稱為「根菜類」。

包含蘿蔔、胡蘿蔔、馬鈴薯、芋頭及四種指定蔬
菜皆屬於此類。除了前述這些備受人們歡迎的蔬
菜外，還有如百合根及山葵等在料理上帶有些許
高雅感的蔬菜，種類十分多樣且豐富。

讓我們一起進入根菜類世界，了解經常食用的根
菜吧！

胡蘿蔔 *Carrot*

學名：*Daucus carota subsp. sativus*
分類：傘形科胡蘿蔔屬
原產地：阿富汗
日本品種＆產地：請見 P.154

為提高免疫力的胡蘿蔔素寶庫

胡蘿蔔接近外皮的部分含有較豐富的胡蘿蔔素，攝取後會依照身體需要轉換成維生素A，維持皮膚及黏膜的健康，因此攝取胡蘿蔔素可有效提高人體的免疫力。此外胡蘿蔔亦具有很強的抗氧化作用，能防止肌膚老化。主要分為在江戶時期傳入日本的「東洋系胡蘿蔔」，以及明治時期傳入的「西洋系胡蘿蔔」，其中西洋系為目前較常見的橘色外皮品種。「金時胡蘿蔔」是屬於數量較少的「東洋系胡蘿蔔」，鮮豔的顏色是為日本新年料理增添色彩不可缺少的食材之一。胡蘿蔔的產地遍及日本各地，一年四季皆可看到胡蘿蔔的身影，但胡蘿蔔真正的產季其實是在秋季到冬季之間，這個時期生產的胡蘿蔔不只口感鮮甜，營養價值也特別高。

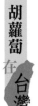

胡蘿蔔在台灣

台灣人飯桌上經常用來添色的紅蘿蔔，據說在元朝時由西亞傳入中國，所以被冠上「胡」字，表示它是外來種。台灣的產季約在每年的12～4月，主要生產於彰化、雲林及台南將軍區。它的貯藏性佳，是颱風過後菜源缺乏時最佳的營養補給。台灣栽種以新黑田5寸、5寸、向陽2號等為主，目前坊間也常看到彩色品種。

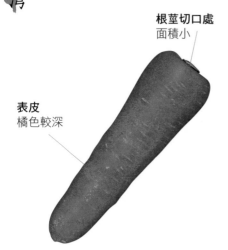

根莖切口處
面積小

表皮
橘色較深

【 主要的營養素 】

胡蘿蔔素　鉀　膳食纖維

【 挑選方式 】

根莖切口處的芯面積愈小味道愈濃。挑選外皮橘色較深者。

【 保存方法 】

因不耐潮濕的環境，宜以報紙包裹，秋冬時氣候較為乾燥，可置於常溫下；夏季時則放入冰箱冷藏。

【 適合搭配的食材 】

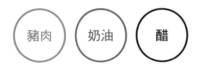

(豬肉)　(奶油)　(醋)

因能提高免疫力的胡蘿蔔素是脂溶性成分，適合與奶油搭配。此外，胡蘿蔔亦含有會破壞維生素C的酵素，因此若與富含維生素C的食材搭配時，可加入醋或加熱烹煮。

美味小提醒

◉ 前置作業

胡蘿蔔一年四季都以各種姿態活躍在餐桌上，是較不受產季影響的蔬菜之一。在洗切處理時，因外型易滾動，較難掌握切絲及切片的大小。為避免這種情況，可利用削皮器，在同一側削下 2～3 公分寬的外皮，以方便固定在砧板上，防止滾動，這也是切出整齊大小及形狀的訣竅。

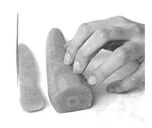

◉ 調理方式

胡蘿蔔與青椒一樣，都是富含胡蘿蔔素的蔬菜。因胡蘿蔔素在接近表皮部分的含量最高，因此削下的外皮盡量愈薄愈好。其料理方式多元，除了可做成咖哩、燉菜等燉煮料理外，也可製成法國料理及點心中常見的糖漬胡蘿蔔或刨絲胡蘿蔔沙拉等。

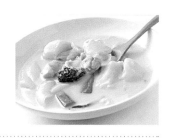

◉ 食譜：糖漬胡蘿蔔

- **材料：**（2 人份）
  胡蘿蔔 1 條、奶油 1 大匙、砂糖 1 大匙、水可覆蓋食材的程度

① 將胡蘿蔔切成圓片或塊狀厚切。
② 將所有食材放入鍋中後加熱，沸騰後轉小火。
③ 燉煮約 20 分鐘讓料理充分軟化、入味後，轉大火，讓料理呈現晶亮的色澤。

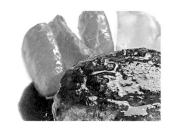

胡蘿蔔的主要種類

日本常見的胡蘿蔔以西洋系的「五寸胡蘿蔔」為主。另外須留意的是，日文中胡蘿蔔的漢字為「人參」，但人參歸類於五加科，是完全不同的品種。

金時胡蘿蔔	又稱「京胡蘿蔔」，屬東洋系品種。特徵是細長的外型。肉質雖柔軟，但不易煮散，滋味偏甜，比一般的胡蘿蔔含有更高的營養價值。
帶葉胡蘿蔔	此為在葉子軟嫩新鮮的時候所提早採收的品種，因此根較小。若葉子呈現乾癟、變黃的現象，表示新鮮度下降，應避免購買。
沖繩島胡蘿蔔	沖繩的原生品種，形狀細長，呈淡黃色。因含有豐富的胡蘿蔔素，是作為滋養補品的重要食材。
迷你胡蘿蔔	約手掌大小的小胡蘿蔔。可愛的外型，即使整條當作生菜沙拉的擺盤也很適合。又稱「嬰兒胡蘿蔔」，也是家庭菜園喜愛種植的品種。

白蘿蔔 *Japanese radish*

學名：*Raphanus sativus*
分類：十字花科蘿蔔屬
原產地：地中海沿岸
日本品種＆產地：請見 P.154

善用不同的部位 發揮出各自的美味

為日本傳統新年料理「七草粥」的食材之一 在日本稱為「大根」的蔬菜。將蘿蔔分為三段，靠近葉子的部分較甜，適合做成生菜沙拉吃，尾端的部分辛辣味較強，適合作為辛香料或醃漬物，而中間的部分則適合做成關東煮等燉煮料理。根部含有一種稱為「澱粉酶」的消化酵素，能促進腸胃蠕動，幫助消化。日本最常見的品種為與葉子連結的根頂部分呈青色的「青首蘿蔔」。此外，蘿蔔的葉子亦歸類為營養豐富的黃綠色蔬菜。

白蘿蔔在台灣

時序入冬，就是台灣白蘿蔔的產季，俗稱「菜頭」的白蘿蔔，在台灣各地皆可種植，主要生產區域包括新竹、台中、彰化、雲嘉、高雄等地，常見栽培品種白玉、永祥、白娘、梅花系列及青皮等，每年10月至隔年的4月是盛產期。台日白蘿蔔品種大不同，台灣白蘿蔔多是又圓又肥（白玉蘿蔔則是約20公分細長型），拿來燉湯、紅燒、醃漬，甚至曬成蘿蔔乾，都是讓人難忘的美味。

葉
綠色且水嫩多汁

皮
緊實且富有
彈性及光澤

鬚根
數量少且在
同一條線上
均勻排列

【 主要的營養素 】

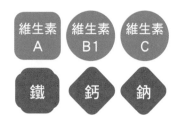

維生素 A　維生素 B1　維生素 C

鐵　鈣　鈉

【 挑選方式 】

挑選有重量感、緊實且富有彈性及光澤，鬚根數量稀少且表面光滑者。

【 保存方法 】

因葉子會吸收根部的養分，購買後宜馬上將根、葉切開。切口處以保鮮膜包覆後放入冰箱冷藏。

【 適合搭配的食材 】

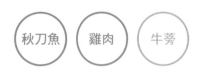

秋刀魚　雞肉　牛蒡

因蘿蔔富含許多不耐熱的消化酵素，以生蘿蔔泥搭配肉類及魚類料理有助於達到促進消化的效果。牛蒡的膳食纖維十分豐富，亦適合搭配食用。

美味小提醒

◉ 前置作業

因蘿蔔外皮底下的纖維較粗，吃起來的口感偏硬，調理前可先削去一層較厚的外皮。削去的外皮可用醬油、糖、味霖，先炒再煨，做成日本有名的金平料理。蘿蔔雖富含豐富的維生素 C，但做成蘿蔔泥時，其維生素 C 易隨時間流失，因此應馬上加醋。加醋除了能防止維生素 C 遭到破壞，亦可緩和其原本的辛辣味。

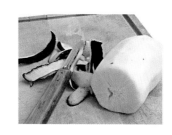

◉ 調理方式

燉煮時，為避免煮散，可將邊角「削邊」處理，可使用菜刀削邊，或使用較不費力的削皮器。製成生菜沙拉時，可先將處理好的蘿蔔浸泡在加鹽的冷水中數分鐘，撈起充分瀝乾後再開始調理，這步驟能提高蘿蔔吸收沙拉醬的效果，以提升口感。

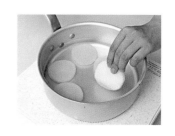

◉ 食譜：鰤魚燉蘿蔔

- **材料：（2 人份）**
  蘿蔔 1/3 條、鰤魚切開的魚肉 2 塊、薑 1 小匙 、水 300cc、砂糖、酒各 2 又 1/2 大匙、醬油 2 大匙

1. 將蘿蔔切成約 2 公分厚的半月形並削皮。
2. 將鰤魚置於濾網上，淋上滾燙的熱水，以去除腥味。
3. 所有材料放入壓力鍋，以低壓煮食約 12 分鐘，即完成一道充分入味的料理。

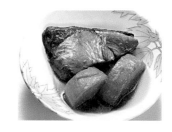

白蘿蔔的主要種類

因日本各地皆有蘿蔔的種植，因此有許多屬於「當地特產」的蘿蔔品種。

白首蘿蔔	整體呈現白色，特徵是擁有刺鼻的辛辣味，代表的品種為「練馬蘿蔔」以及「三浦蘿蔔」。
辛味蘿蔔	比一般的蘿蔔小，辛辣味較強烈。因水分較少，即使做成蘿蔔泥加入蕎麥麵或烏龍麵的沾醬裡，味道也不會被稀釋。
小蘿蔔	小型蘿蔔的總稱。多為紅色圓形的外型，容易被誤認是蕪菁，葉片柔軟，富含胡蘿蔔素。
黑皮蘿蔔	法國料理常見食材。外皮黝黑內部為白色，長約 20 公分，雖然辛辣味不及辛味蘿蔔，但水分少，吃起來仍十分辛辣。

· 白蘿蔔小知識

紅蘿蔔和白蘿蔔一樣同屬於高纖的「根莖類」，吃的都是地下根，名字上還一「紅」一「白」，但它們兩者不同科也不同屬，完全不是同一家族。紅蘿蔔在分類上，與香菜、芹菜等香料植物較為接近，從紅蘿蔔的葉子就可以一窺一二。

牛蒡
Beggar's buttons

學名：*Arctium lappa*
分類：菊科牛蒡屬
原產地：歐亞大陸北部
日本品種＆產地：請見 P.154

膳食纖維含量豐富 整腸效果佳

日本關東一帶所種植的「瀧野川牛蒡」為最有名的品種。牛蒡的澀味是多酚類物質，具有防癌及預防老化的效果，建議不要去除。牛蒡的菊糖、纖維素、木質素含量相當豐富，具有良好的整腸效果，能有效改善便祕問題。

牛蒡在台灣

日據時代由日本人引入，在屏東歸來栽培，讓歸來擁有「牛蒡原鄉」美名；後來牛蒡在台南市佳里區大放異彩，品質佳，深受消費者肯定，甚至外銷至日本，讓此地有「牛蒡的故鄉」美譽。國產牛蒡產期短，每年3～4月為產期，常見品種有瀧野川種、柳川理想、白月種等，在產期之外，則以大陸進口為主，色澤及香氣都不及台灣本產。

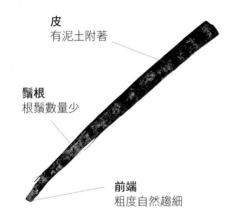

皮
有泥土附著

鬚根
根鬚數量少

前端
粗度自然趨細

【 主要的營養素 】

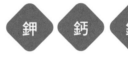
鉀　鈣　鎂　膳食纖維

菊糖
纖維素
木質素

【 挑選方式 】

因不耐乾燥的環境，可挑選有泥土附著來維持新鮮度的牛蒡。粗度平均，鬚根較少者佳。

【 保存方法 】

因新鮮度及香味容易流失，宜以乾燥的報紙包裹後，直立保存於陰涼處。水洗過的牛蒡則放入冰箱冷藏保存。

【 適合搭配的食材 】

 大豆　蘿蔔絲乾　 芹菜

牛蒡含有豐富的非水溶性膳食纖維，與其他膳食纖維豐富的食材搭配，能提高整腸及排除致癌物質的效果。

美味小提醒

因表皮含有豐富的營養，處理時，以蔬果菜瓜布刷洗或用菜刀的刀背刮去表皮即可。將牛蒡去皮或浸泡醋水，都會使珍貴的營養成分白白流失。建議可將牛蒡以斜削成薄片的方式處理，不但能使表面均勻受熱，其切面也能產生許多膳食纖維的木質素。

・牛蒡小知識

牛蒡可分為長根種以及短根種，目前市面上所見的多為長根種，代表品種為「瀧野川牛蒡」；而短根種的代表品種為「堀川牛蒡」，屬於京都的傳統蔬菜之一。其他還有「新牛蒡」及「葉牛蒡」等品種。

山葵

Wasabi

學名：*Eutrema japonicum*
分類：十字花科山葵菜屬
原產地：日本
日本品種 & 產地：請見 P.154

能刺激食慾的日本原產辛香料

主要有日本產的「本山葵（真山葵）」，以及稱為「辣根」、「西洋山嵛菜」、「山蘿蔔」的西洋山葵。刺鼻的辛辣味來自一種稱為「異硫氰酸烯丙酯」的成分。山葵具有抗菌作用，能殺死造成食物中毒的細菌，防止食物中毒，亦具有能殺死海鮮類寄生蟲的殺菌效果。

山葵在台灣

由日治時代自日本引進台灣阿里山，現在台灣山葵品質優良，能再回銷日本，但2017年因土地利用問題，只在高海拔生長的紅梗山葵（產期12～2月）全面停種；現今林業試驗所開發適合較低海拔生長的綠梗山葵（產期5～6月），期待山葵仍能在台灣「辛辣」。

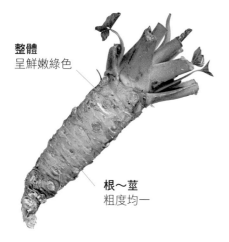

整體
呈鮮嫩綠色

根～莖
粗度均一

【 主要的營養素 】

維生素C

【 挑選方式 】

挑選外表呈鮮嫩綠色，且根部至莖部前粗度均一者。

【 保存方法 】

可用沾濕的廚房紙巾包裹，或直立置於裝滿水的杯子裡，並經常換水。

【 適合搭配的食材 】

牛肉　豆腐　蕎麥麵

牛肉的油脂豐富，與山葵搭配能帶來清爽的口感。因山葵是十字花科的植物，亦適合搭配蕎麥麵、米飯、味噌及豆腐等和風料理。

美味小提醒

因山葵的風味容易流失，建議食用前再磨出需要的量即可。加熱亦會使山葵的風味減少，因此較適合搭配冷盤料理。若需搭配溫熱的食物，宜入口前再調味。使用網點密集的鯊魚皮所製成的山葵研磨器，更能研磨出濃郁的嗆辣味。

・山葵小知識

不論是山葵的鮮嫩花莖「山葵花」，或是山葵的嫩葉「山葵葉」，都有著山葵特有的清爽嗆辣口感。其刺鼻的嗆辣味，也有消除睡意、使人清醒的功能。

蕪菁 *Turnip*

學名：*Brassica rapa var. rapa*
分類：十字花科十字花屬
原產地：地中海沿岸、阿富汗共和國
日本品種 & 產地：請見 P.154

也有紅、黃、紫等顏色多樣的品種

蕪菁的原生品種大約有80種，根部多汁，可隨不同的烹調方式享受口感及鮮甜的變化。生食蕪菁時，可有效攝取一種稱為「澱粉酶」的消化酵素。葉子部分的分類為黃綠色蔬菜。

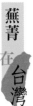
蕪菁在台灣

長得白潤肥圓可愛的蕪菁飄洋過海到台灣，就變成頭好壯壯的綠皮大頭菜，在台灣雖然也有像日本一樣的白綠品種，但仍以青綠種為主，至於紫色種則比較少見。每年的11月至翌年4月是主要產季，夏季則要在高冷地區才看得到，雲林及彰化是最大產區。它除可鮮食外，亦可做醬菜，是台灣冬天很常見的食材之一。

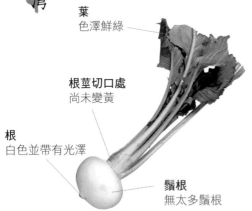

葉
色澤鮮綠

根莖切口處
尚未變黃

根
白色並帶有光澤

鬚根
無太多鬚根

【 主要的營養素 】

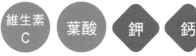

維生素C　葉酸　鉀　鈣　鐵

【 挑選方式 】

挑選莖部結實，葉子鮮綠，根部呈現白色並帶有光澤，拿起時有重量感者。

【 保存方法 】

與蘿蔔的保存方法相同，將葉子與根部切開，葉子以報紙包裹，根部則以保鮮袋裝好後放入冰箱冷藏保存。

【 適合搭配的食材 】

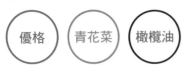

優格　青花菜　橄欖油

含有維生素C及消化酵素的根部較不耐熱，因此適合與優格做成生菜沙拉。葉子含有脂溶性胡蘿蔔素，適合加熱拌炒食用。

美味小提醒

蕪菁不論是做成沙拉、醃漬蔬菜或燉湯皆十分適合，但因根部比蘿蔔柔軟，熬煮時較易散開，需特別留意。葉子的部分含有鈣與鉀，營養價值高於根部，除了可拌炒食用外，也適合汆燙後涼拌食用或作為味噌湯的配料。葉子的食用方式多元，建議不要丟棄，可善加保存利用。

・蕪菁小知識

蕪菁依大小不同，可分為直徑5～6公分的「小蕪菁」、直徑7～8公分的「中蕪菁」，以及直徑15公分以上的「大蕪菁」。另外，也有依蕪菁根部表皮的顏色將之分為「黃蕪菁」或「紅蕪菁」等分類的區分方式。在日本，在地化栽植的蔬菜稱為「傳統野菜」，而日本各地有許多蕪菁的「傳統野菜」。

地瓜 *Sweet potato*

學名：*Ipomoea batatas*
分類：旋花科番薯屬
原產地：熱帶美洲
日本品種 & 產地：請見 P.154

紫色的外皮含有豐富的花青素

因地瓜於江戶時期是由薩摩地方開始向其他地區傳播，因此地瓜的日文稱為「薩摩芋」。品種主要有鬆軟口感的「紅東」、「紅赤」，以及口感黏稠的「安納地瓜」，為日本鹿兒島縣種子島的特產。採收後貯藏2～3個月的地瓜，比剛採收的地瓜甜度高。

地瓜又叫「蕃薯」，日治時期在台推廣種植，在平地及山區皆有種植。幾乎全年皆有生產，以新北金山、桃園觀音、南投竹山、彰化及雲嘉南等地。目前最常見為台農57號、黃皮黃肉品種的黃金地瓜，其他如台農66號、紅皮紅肉的紅心地瓜，還有台農73號、紫皮紫肉的紫心地瓜（又叫芋頭地瓜）等。

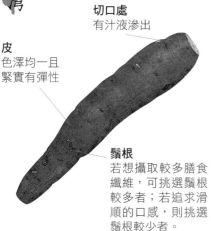

切口處
有汁液滲出

皮
色澤均一且
緊實有彈性

鬚根
若想攝取較多膳食
纖維，可挑選鬚根
較多者；若追求滑
順的口感，則挑選
鬚根較少者。

【 主要的營養素 】

維生素 C　　鉀　　膳食纖維

【 挑選方式 】

挑選色澤鮮豔，兩端未乾枯者。貯藏一陣子後的地瓜甜度較高。

【 保存方法 】

不耐寒冷及乾燥的環境，宜以報紙包裹後置於常溫下保存。切勿放入冰箱。

【 適合搭配的食材 】

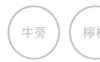

羊棲菜　牛蒡　檸檬

因地瓜富含膳食纖維，與羊棲菜、牛蒡等搭配食用，能有效發揮膳食纖維的功效。在地瓜沙拉或糖煮蜜地瓜上淋上檸檬汁，也有促進肌膚美化的效果。

▍美味小提醒

直接使用帶皮地瓜調理時，可先泡水去除苦澀成分，但僅需浸泡幾分鐘即可，以避免維生素 C 流失。燉煮或油炸時建議採用滾刀切法，拌炒或加入生菜沙拉時，則採用較易受熱的長柱切法。慢火熬煮能讓地瓜吃起來更加甘甜，因此不建議使用微波爐來調理。

・地瓜小知識

地瓜發芽時長出來的地瓜葉，和我們平常吃的地瓜葉，是不同品種。前者為吃塊根的品種，後者為吃葉的品種。長地瓜為主的地瓜葉葉子不大、口感較老，多拿來飼養動物；食用的地瓜葉，葉子大且嫩，口感佳，但塊根卻長不大，品種以台農 71 號最常見。

馬鈴薯 *Potato*

學名：*Solanum tuberosum*
分類：茄科茄屬
原產地：南美洲（安地斯山脈）
日本品種＆產地：請見 P.154

富含維生素的「大地的蘋果」

馬鈴薯的主要成分為澱粉，是世界上許多國家賴以維生的主食之一。含有豐富的維生素，在法國甚至有「大地的蘋果」之稱。秋播春收，一年當中第一批採收的馬鈴薯又稱為「新馬鈴薯」，外型較小，皮薄多汁，適合連同外皮一起油炸或燉煮。新馬鈴薯的產量比例以長崎縣最高。

馬鈴薯 在台灣

同樣在日治時期引進台灣，目前在台中、雲嘉等地均有種植。煎炒煮炸，清蒸或焗烤均可的馬鈴薯品種多，還有粉質類及蠟質類的分別。粉質類（種苗2號、克尼伯）馬鈴薯澱粉量高，適合做成細膩的薯泥、油炸；蠟質類（台農1號）澱粉量低，適合水煮蒸熟或快炒，產期在每年的12 至4 月。此外近年來市場也可見紅皮黃肉、紫皮紫肉、紅皮紅肉的品種，在台灣也都有生產。

買回一袋，想知道它是哪一類，只要準備一鍋濃度10％的鹽水，將馬鈴薯倒入鍋中，蠟質類馬鈴薯會浮起，反之則會下沉。此外，將蘋果與馬鈴薯存放在一起，就可以降低馬鈴薯發芽速度。

皮
表面平滑、無皺褶且摸起來較硬者，且應避免綠色的馬鈴薯。

芽
避免發芽的馬鈴薯

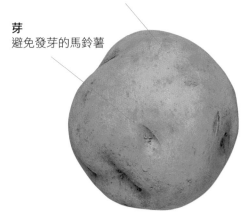

【 主要的營養素 】

維生素 B1　維生素 B6　維生素 C　鉀

【 挑選方式 】

挑選表面平滑、無皺褶且摸起來較硬者。因表面的嫩芽會奪取本身的養分，應避免挑選發芽的馬鈴薯。

【 保存方法 】

以報紙包裹後保存於通風良好的陰涼處。與蘋果放在一起能短暫抑制馬鈴薯發芽。

【 適合搭配的食材 】

白菜　奇異果　檸檬

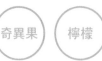

由於馬鈴薯含有的澱粉能包覆維生素C，因此馬鈴薯所含的維生素C較為耐熱。若再搭配維生素C豐富的水果一起食用，可讓營養加倍。

美味小提醒

◉ 前置作業

馬鈴薯的芽含有一種稱為龍葵鹼（Solanine）的毒素，務必
完全去除後再食用。削皮後，以蔬果刀的刀尖或菜刀的刀角
頂住發芽處，加以旋轉便能去除馬鈴薯的芽。此外，切好的
馬鈴薯放置一段時間後，會因為接觸空氣而氧化、開始發黑，
因此切好後應馬上泡水以隔絕空氣。大約浸泡 10 分鐘後，
撈起瀝乾即可開始調理。

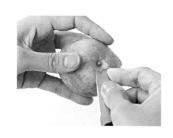

◉ 調理方式

因新馬鈴薯的外皮較軟，清洗後，可連皮一起水煮或蒸煮。
馬鈴薯的料理方式十分多元，可做成咖哩、燉菜等燉煮料理、
可樂餅等炸物，以及煎馬鈴薯等。

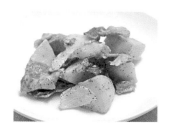

◉ 食譜：馬鈴薯奶油

- **材料：（2 人份）**
  馬鈴薯 2 顆、奶油 15 克、鹽少許

① 將清洗好的馬鈴薯放入鍋中，從冷水開始慢慢加熱。
② 煮至竹籤可刺穿的程度後再從滾水中撈起。
③ 在煮好的馬鈴薯上切十字形，並放上奶油及鹽。

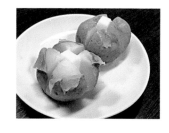

馬鈴薯的主要種類

全世界的馬鈴薯約有 2,000 種以上的品種。

品種	說明
男爵薯	外型偏圓，摸起來十分粗糙。口感鬆軟，適合做成馬鈴薯奶油。其原產品種來自美國的「愛爾蘭皮匠薯（Irish Cobbler）」。
May Queen	義大利原產的品種。與男爵薯同為日本的代表品種，皆十分有名。特徵為半邊膨大的長橢圓形。口感滑順，外皮色澤偏黃。
北明	為日本政府所推廣的獎勵品種。外型乍看之下與男爵薯相似，但北明的芽有紅點，可藉此辨別，其味道也比男爵薯甘甜。
印加的覺醒	由數種馬鈴薯交配培育的新品種。形狀小巧，呈漂亮的黃色。不易煮散，適合做成燉煮料理或馬鈴薯燉肉等。

・馬鈴薯小知識

地瓜在發芽過程中，只會消耗
掉部分營養，降低營養價值，
但不會產生有毒物質；而一般
茄科植物會含有毒生物鹼，茄
科的馬鈴薯所含的生物鹼種類
相當多，從種子的 0.25%、葉
0.5%、花 0.7%、果實 1%，
到芽眼的 0.8 ～ 5%，甚至新
鮮塊莖也有 0.0075%，由此可
知為什麼馬鈴薯發芽不建議食
用的原因。

芋頭

Eddoe

學名：*Colocasia esculenta*
分類：天南星科紫芋屬
原產地：東南亞
日本品種＆產地：請見 P.154

獨特的黏稠口感 令人喜愛

芋頭又分為母芋及子芋，依照品種的不同而各有不同的食用部位，在薯芋類中屬於熱量較低的蔬菜。獨特的黏稠感，來自稱為黏液素（mucin）及聚半乳糖（galactan）的水溶性膳食纖維。黏液素有助於保護胃及眼睛的黏膜，聚半乳糖則具有促進腸道功能的作用。

芋頭

在 台灣

台灣芋頭主要產區為台中大甲、高雄甲仙、屏東高樹、花蓮吉安及山區部落，離島蘭嶼、金門也都有種植，且一年四季都能吃到，但產期略有差異，屏東、高雄的芋頭以12月～6月為產期；7月是嘉義，而8月～12月為中部大甲一帶。

品種簡單分母芋及子芋，母芋球莖澱粉含量高，肉質細緻，香氣濃，品種有檳榔心芋、高雄1號等；子芋分球性強，肉質細緻多為黏質、香氣濃，品種有高雄二號等。另外依種植方式分水田與旱田，前者為水芋，後者為山芋或旱芋。水芋偏硬、扎實，下鍋煮不會馬上散掉，適合做甜品；旱芋則質地較鬆，一煮容易化開，則適合做糕點。依上述的分法得知，我們常見的檳榔芋就有水芋及旱芋兩種。

底部
太軟則容易損傷

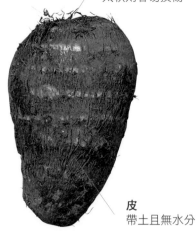

皮
帶土且無水分

【 主要的營養素 】

鉀　膳食纖維　**黏液素 聚半乳糖**

【 挑選方式 】

挑選帶有泥土、不過度乾燥，整體潤澤且摸起來偏硬者。

【 保存方法 】

不耐低溫與乾燥的環境，以報紙包裹後保存於陰涼處。清洗過的芋頭需盡速食用完畢。

【 適合搭配的食材 】

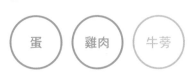

蛋　雞肉　牛蒡

芋頭黏稠成分為黏液素及聚半乳糖，其與蛋白質結合後，能使細胞活化並增強免疫力。芋頭亦適合搭配膳食纖維豐富的根菜類蔬菜。

美味小提醒

◉ 前置作業

不論水煮或燉煮，芋頭都會流出黏稠的汁液而使湯汁渾濁，因此削皮後，可先在芋頭上灑鹽搓揉，接著再下鍋汆燙，完成後立即浸泡冷水，將黏稠的部分洗去後再開始調理。若是想品嘗芋頭黏稠的美味口感，可於削皮後先以乾布擦去表面的黏液，運用蒸煮等方式調理。

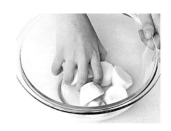

◉ 調理方式

除了燉煮外，也可水煮後涼拌食用，或做成味噌田樂燒（編按：一種使用味噌調味的燒烤料理）。以馬鈴薯來做可樂餅也是相當美味的選擇。

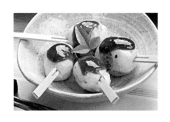

◉ 食譜：燉煮芋頭

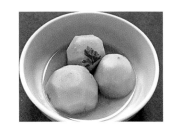

- 材料：（2 人份）
  芋頭 2 ～ 3 顆、醬油少許、味醂少許、砂糖少許

① 芋頭抹鹽搓揉後，下鍋汆燙，去除黏液。
② 將鍋中的水煮至沸騰，並加入醬油、味醂、砂糖，製成湯底。
③ 把 ① 放入鍋中，蓋上鍋蓋，將芋頭煮至軟爛。

芋頭的主要種類

日本國內流通的芋頭，約有八成以上為「石川早生」群，其地下莖及葉柄皆可食用。

筍芋（京芋）	從地上冒出頭的樣子與竹筍相似，而得此名。屬母子芋合體的品種，因此無法生成子芋。宮崎縣將筍芋品牌化，而聞名全日本。
土垂	有名的芋頭品種之一，主要栽種於關東地區。食用部位為子芋，形狀偏小，其特殊的黏液十分美味。全年皆可見。
石川早生	因原產地在大阪府的石川村（今：河南町）而得此名。與土垂一樣都是十分受歡迎的品種。清蒸或水煮後，能完美地剝去外皮。屬於早熟的品種。
八頭	屬於價位較高的品種，母芋與子芋幾乎相連形成一整塊，難以分開，因此形狀較為複雜。約於 12 月中進入盛產季，因此常用於日本的年節料理。

・芋頭小知識

因芋頭含有一種稱為「草酸鈣」的成分，會刺激肌膚，因此削皮時易產生手癢的狀況。為改善此狀況，可事前以鹽巴搓洗雙手，或以醋水沾手後再開始削皮。

山藥
Glutinous yam

學名：*Dioscorea japonica*
分類：薯蕷科薯蕷屬
原產地：中國
日本品種＆產地：請見 P.154

生吃時口感清脆 加熱後口感鬆軟

含有豐富的營養，在中國常用來當作滋補強身的中藥材。因含有一種稱為「澱粉酶」的澱粉分解酵素，因此可直接生吃。也可加在大阪燒或美式鬆餅裡，讓料理呈現鬆軟的口感。

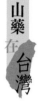

山藥在台灣

秋天是台灣山藥的盛產期，市場上常可見「淮山」，說的就是山藥。台灣主產區在三芝、陽明山、雙溪、南投等，大概在每年9月開始採收。目前台灣培育的山藥品種有10多種，但以經濟效益來看，最常見的有紫山藥、白肉山藥、日本山藥及紅皮白肉山藥等。前兩種適合做點心或料理；後兩者可以生食，其中紅皮白肉山藥，生、熟食皆宜。

切口面
剖面呈白色

皮
沾有泥土或木鋸屑

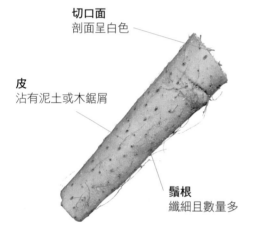

鬚根
纖細且數量多

【 主要的營養素 】

鉀　黏液素 聚甘露糖 澱粉酶

【 挑選方式 】

沾有泥土或木鋸屑者可保存較久。拿起時有重量感，切口未變色者佳。

【 保存方法 】

若尚未切開，則以報紙包裹後保存於陰涼處。若已切開，則以保鮮膜緊密包覆後，放入冰箱冷藏。

【 適合搭配的食材 】

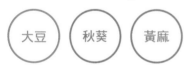

大豆　秋葵　黃麻

山藥雖然含有各種能消除疲勞、恢復體力及促進消化的酵素，但因不耐高溫，可磨成泥後，搭配秋葵、黃麻製成涼拌料理。

美味小提醒

將山藥磨成泥時，可能會出現手癢的狀況，原因為山藥含有草酸鈣，且呈肉眼無法看見的針狀結晶型態，當肌膚碰觸時就會產生發癢的症狀。因草酸鈣結晶不耐酸及高溫，開始研磨之前，先讓山藥沾一些醋水，或將手浸泡在醋水一段時間，方可減緩發癢的情形。

・山藥小知識

山藥的種類大致可分為長50～80公分，直徑4～6公分的「山藥」、長60～100公分，直徑3～4公尺的「自然薯」，為較高價的品種，以及作為鱈魚豆腐原料的「大和芋」等。除了地下莖外，在其葉腋亦會產生一種球芽，稱為「零餘子」。

豌豆苗
Pes sprout

學名：*Pisum sativum L.*
分類：豆科蝶形花亞科豌豆屬
原產地：中亞地區～中東地區
日本品種＆產地：請見 P.154

可拌炒食用 使料理的色香味更為突出

豌豆苗是以豌豆的嫩葉及莖為食用部位的黃綠色蔬菜，含有比菠菜更豐富的胡蘿蔔素，可望有效預防癌症及動脈硬化等疾病。此外，胡蘿蔔素亦能在人體內轉換成維生素A，有助於維持頭髮、視力及皮膚的健康。古代曾在埃及圖坦卡門陪葬品中發現豌豆苗。

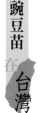

豌豆苗在台灣

豌豆相傳由荷蘭人引進台灣，故市場常以「荷蘭豆」稱之。它的嫩莢、嫩梢、青豆及豆芽都可當作蔬菜。品種依用途不同，可分為嫩莢、嫩豆、甜豆、葉及豆芽等類型，台灣各類型都有栽培，其中豆芽用種又稱豌豆嬰，是以人工培育種子，發芽後採摘幼苗食用。產區主要集中在彰化縣、雲林縣、南投縣，盛產期為11月至翌年3月。

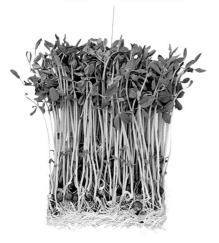

葉
直挺展開，呈鮮豔的深綠色

【 主要的營養素 】

維生素 E 　維生素 K 　胡蘿蔔素 　葉酸

【 挑選方式 】

挑選葉子直挺向外展開、呈鮮豔的深綠色者。保留根部可二次採收。

【 保存方法 】

為避免乾燥，維持放置於袋中的狀態即可，不須刻意取出，或放入保鮮袋直立置於冰箱冷藏，並留意須避免放置在冷氣送風口處。

美味小提醒

帶根豌豆苗的可食用部位只有莖與葉。食用時，會將豌豆與根剪除，剪除的豌豆與根不要丟棄，放入裝水的容器內，約一週後可再次採收。莖與葉的部分可快速汆燙，製成生菜沙拉、涼拌小菜，也可直接炒食。豌豆苗無澀味，因此烹調前不須先汆燙以去除澀味。

【 適合搭配的食材 】

 油炸豆腐皮　 堅果　 芝麻

豌豆苗除了富含脂溶性胡蘿蔔素外，亦含有維生素C、E等營養素，因此若搭配芝麻油、堅果及油炸豆腐皮等油脂豐富的食材，除了能提高營養的吸收率外，也能增強其抗氧化的作用。

‧ 豌豆苗小知識

豌豆苗在過去曾是中華料理的高級食材，現在以實惠的價格便可購買。因市面上流通的豌豆苗多為植物工廠內水耕種植所培育，無農藥投入，且不受天候影響，因此價格較為穩定。

百合根　*Lily*

學名：*Lilium*
分類：百合科百合屬
原產地：北半球
日本品種 & 產地：請見 P.154

常見於高級日式料理及年節料理的美味食材

為百合的鱗莖（球根）部分，因帶有淡淡的甘甜口感而受到青睞。鉀的含量十分豐富，具有預防高血壓，以及調節肌肉收縮等功能。

在 台灣 台灣是百合花的故鄉，但生產的百合花以觀賞用為主。食用級的百合近年來已被開發，產量尚少，主要在宜蘭及花蓮栽培，產期為4月中、下旬。

鱗片
大片且緊實有彈性，
如魚鱗般緊密交疊。

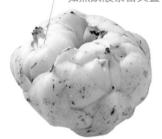

【 主要的營養素 】

葉酸　鉀　碳水化合物　膳食纖維

【 挑選方式 】　挑選整體呈白色，表面如魚鱗般緊密交疊者。

【 保存方法 】　可放入木鋸屑中保存，或以柔軟的紙張包裹後置於陰涼處。

薑黃　*Turmeric*

學名：*Curcuma longa*
分類：薑科薑黃屬
原產地：印度
日本品種 & 產地：請見 P.154

常作為咖哩的辛香料 具有改善肝臟功能的效果

將經乾燥處理的根莖磨成粉末，即可作為咖哩的辛香料。薑黃含有一種稱為「薑黃素」的成分，為其黃色天然色素的來源，具有幫助肝臟解毒、促進膽汁分泌等功能，同時也有助於腦細胞的活化。

在 台灣 台灣從日治時期起，在嘉義梅山以南到高雄旗山山區都是主要薑黃產地，每年的立冬到立春是採收期，種類依開花時間差異區分，春天開花者，稱為春薑黃，秋天開花為秋薑黃。其中最富盛名的紅薑黃也是秋薑黃之一，它的薑黃素含量豐富，遠高於其他薑黃屬植物，所以有「薑黃素之王」的美名。

建議挑選薑黃素較為豐富的秋薑黃

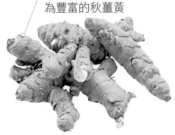

【 主要的營養素 】　鐵　錳　薑黃素

【 挑選方式 】　分為春薑黃及秋薑黃，其中秋薑黃的「薑黃素」含量較豐富。

【 保存方法 】　洗淨後研磨成粉，並加以密封以避免接觸空氣，放置於冰箱冷凍保存。

蓮藕

Nelumbo nucifera

學名：*Chinese lotus*
分類：睡蓮科蓮屬
原產地：中國
日本品種 & 產地：請見 P.154

享受各種不同的口感

蓮藕是一種外表純白、富含維生素C及膳食纖維的蔬菜。依不同的煮法及切法，可享受不同的口感，如製成清脆口感的金平料理時，可切成圓片；若想體驗鬆軟的口感，可採取滾刀切法，製成燉煮料理。另外，將切好且去皮的蓮藕浸泡數分鐘的冷水或醋水，可防止單寧所造成的變色。

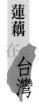

蓮藕在台灣

水生植物的蓮藕是蓮花的地下莖，可以分為食用的菜藕及澱粉量高，搗碎拿來做粉的粉藕。前者的產地在桃園、嘉義、高雄等，產期為6～9月，夏天採收藕吃起來較脆；秋藕則口感鬆軟；至於拿來做成藕粉的粉藕，以台南白河為主，在每年7～9月採蓮子，農曆12月中到隔年2月中則挖藕製粉。

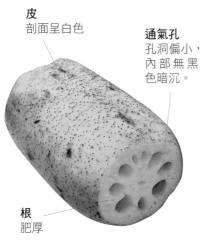

皮
剖面呈白色

通氣孔
孔洞偏小，內部無黑色暗沉。

根
肥厚

【 主要的營養素 】

維生素 C

鉀

黏液素
單寧

【 挑選方式 】

挑選渾圓、肥厚，且切口面的通氣孔內未變色者。

【 保存方法 】

以保鮮膜包裹後放入冰箱冷藏，以避免接觸空氣。若尚未切洗，則以報紙包裹置於陰涼處保存。

【 適合搭配的食材 】

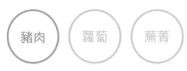

豬肉　蘿蔔　蕪菁

造成黏稠的黏液素以及藕節與外皮富含的單寧，具有整頓腸胃的功能，搭配蘿蔔或蕪菁能提升其整腸效果。

美味小提醒

蓮藕含有的苦澀成分易於接觸空氣後氧化變色，因此可泡水或醋水來防止與空氣接觸。切好後泡水數分鐘，能抑制維生素C等營養素的流失。若浸泡醋水，則會降低黏稠成分黏液素的作用，使口感清脆，適合製成生菜沙拉。若泡水，則可保留黏稠成分，適合用來製成燉煮料理。

• 蓮藕小知識

蓮藕有7孔與9孔之分。7孔的蓮藕澱粉含量高，水分少，適宜煮湯；9孔蓮藕的水分含量高、脆嫩汁多，拿來涼拌或清炒最好吃。但兩者在營養價值上大同小異。

生薑 *Ginger*

學名：*Zingiber officinale*
分類：薑科薑屬
原產地：南亞
日本品種 & 產地：請見 P.154

可去除食材腥味 並促進血液循環

生薑是世界各地皆在使用的辛香料蔬菜。因外皮亦帶有風味，製成辛香料時，建議連同外皮一起研磨。生薑獨特的辛辣味與香氣來自稱為「薑油」及「薑烯酚」的成分。

在台灣，薑的主要產區為高雄、南投、嘉義、宜蘭、台東等地，在市場中一年四季都可以看到薑的身影，它的品種很多，常見的是廣東薑，薑形肥大，新芽呈淡紅色，肉淡黃色，纖維少、辛味中等；另外則是竹薑，芽為紅色，纖維較多而且味道辛辣，多以加工成醃薑外銷日本。

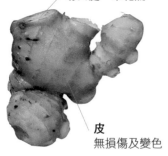

切口處　未乾癟

皮
無損傷及變色

【 主要的營養素 】

維生素 C　　錳

【 挑選方式 】　生薑全年皆可見，應挑選形狀飽滿、切口處未乾癟者。

【 保存方法 】　使用到一半的生薑可放入容器內，注入可蓋住生薑高度的水量，並偶爾換水。

蘿蔔芽 *White radish sprouts*

學名：*Raphanus sativus*
分類：十字花科蘿蔔屬
原產地：地中海沿岸
日本品種 & 產地：請見 P.154

可生吃 屬於「芽菜」的一種

蔬菜與豆類種子所長出的新芽稱為芽菜，而蘿蔔芽即是蘿蔔的芽菜。嗆辣的口感，來自一種稱為「異硫氰酸烯丙酯」的成分，蘿蔔也含有此成分。

台灣稱為蘿蔔嬰，是一種營養價值很高之健康蔬菜，生機飲食店經常使用的食材，台灣全年皆可生產，多以生產芽菜的農場為主，甚少像蘿蔔一樣大量種植。

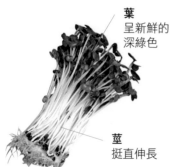

葉
呈新鮮的
深綠色

莖
挺直伸長

【 主要的營養素 】

胡蘿蔔素　維生素 K　葉酸　　異硫氰酸烯丙酯

【 挑選方式 】　挑選葉子呈新鮮的深綠色，且莖部挺直伸長者。

【 保存方法 】　放置於冰箱冷藏保存。用來水耕栽培的海綿須以水沾濕，以避免乾燥。

薤

Rakkyo

學名： *Allium chinense*
分類： 石蒜科蔥屬
原產地： 中國
日本品種 & 產地： 請見 P.154

醃漬後 一年四季皆可品嘗

薤是一種富含膳食纖維的蔬菜。獨特的香氣來自二烯丙硫醚的「蒜素」，能幫助維生素B1的吸收。日文中，於鮮嫩時期所採收的薤又稱為「火蔥(エシャレット)」。

在台灣 薤，台灣稱為蕗蕎，最普遍的吃法是醃漬，與日本相同。新鮮的蕗蕎每年2~4月是產季，以新竹、雲林古坑及花蓮為主要栽種地區。

顆粒　飽滿且大小一致

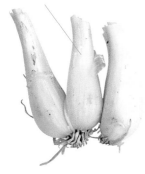

【 **主要的營養素** 】 膳食纖維 鉀　蒜素

【 **挑選方式** 】 顆粒飽滿且大小整齊一致，嫩芽未過長者。

【 **保存方法** 】 因薤發芽的速度較快，採收後應立即加工處理，如以甜醋或醬油醃漬。

其他根菜類

亦包含一些平常較少見的稀有蔬菜

儘管我們經常食用根菜類的蔬菜，但根菜類裡還有許多平常較少見的種類，多帶有獨具特色的外表。

	基本資訊	特徵
慈姑	學名：*Sagittaria trifolia L. var. edulis* 英文名稱：*Threeleaf Arrowhead* 分類：澤瀉科慈姑屬 原產地：中國	屬於水生植物，外型是與芋頭相似的球形。依顏色，可分為日本原產的青慈姑，以及中國原產的白慈姑。在日本被視為一種吉祥物，常見於年節料理。
甜菜	學名：*Beta vulgaris ssp. vulgaris var. vulgaris* 英文名稱：*table beet*、*beetroot*、*red beet* 分類：藜亞科恭屬 原產地：地中海沿岸	與糖用甜菜的種類相近，富含蔗糖。俄羅斯料理中羅宋湯所不可或缺的食材。其紅紫色的外表來自稱為「甜菜素」的植物性天然色素。
菊薯	學名：*Smallanthus sonchifolius* 英文名稱：*Yacon* 分類：菊科菊薯屬 原產地：南美安地斯地區	以肥厚的根部為食用部位。外表雖與地瓜相似，但菊薯的口感較為清脆多汁。因富含果寡糖，吃起來帶有淡淡的甜味。

王牌級營養素──維生素 A、C、E
肌膚保養及懷孕準備都少不了

◉ **攝取 3 種維生素讓你的身體健康加倍！**

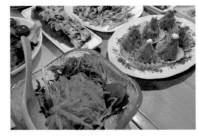

　　維生素 A、C 及 E 皆具有抗氧化作用，合稱為
「維生素 A、C、E」，而同時攝取這三種維生素，
又比單獨攝取更有助於氧化還原的作用。

◆ 維生素 A（參考 P130）

　　用以維持皮膚與黏膜健康的維生素 A，雖僅包
含於動物性蛋白成分，如鰻魚、牛、豬、雞的肝臟，
以及螢火魷等海鮮類裡，但能在人體內轉換成維生素 A 的「胡蘿蔔素」，卻能
從胡蘿蔔、南瓜、菠菜等各種黃綠色蔬菜中攝取。維生素 A 是對身體來說相當
重要的營養素，具有強化黏膜、維持肌膚彈性及抗老化等功能，若缺乏維生素
A，可能會引發肌膚乾燥、乾眼症及免疫力下降等問題。

◆ 維生素 C（參考 P131）

　　一般人較為熟悉的維生素 C，主要富含於柑橘類、甜椒（紅、黃、綠）、
青花菜等蔬果裡。維生素 C 除了在生成膠原蛋白、美化肌膚及維持骨骼及血管
健康上扮演重要的角色外，也能有效提高鐵、鋅等預防貧血成分的吸收效果。
事實上，貧血的指標之一，就是眼睛下方的黑眼圈與肌膚的暗沉。因此，攝取
營養時，請務必牢牢記住鐵＋維生素 C 的組合。

◆ 維生素 E（參考 P131）

　　維生素 E 的化學名稱為生育酚（tocopherol），源自希臘文的「誕生」＋「孕
育」之意，對女性、男性，尤其是準備懷孕的女性而言，是特別重要的維生素。
此外，維生素 E 亦有助促進血液循環、激素分泌等功能，若攝取不足，可能因
血液循環不良而造成肩頸僵硬等症狀，或引發斑點、動脈硬化等問題。南瓜及
堅果類皆富含維生素 E。

　　透過攝取王牌級（ACE 級）營養素 ── 維生素 A、C、E，不但能提高人體
的抗氧化作用，並能有效預防感冒，提高抵抗力。

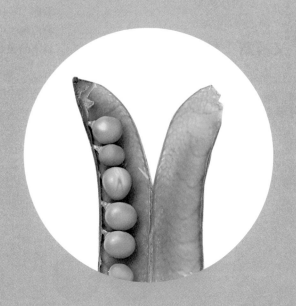

【第六章】

豆類

以豆科植物的種子及果實為食用部位的蔬菜,皆稱為「豆類」。

豆類是繼穀類之後,第二種人類以食用為目的所栽培的蔬菜。豆類也與日本的飲食文化息息相關,如豆腐及味噌的原料大豆,以及紅豆餡的原料紅豆等。另外,蠶豆、毛豆這些適合當作下酒菜的豆類,也深受人們歡迎。

目前豆科植物在全世界約有 650 屬,18,000 種以上。讓我們一起進入豆豆的世界,了解經常食用的豆豆吧!

大豆

Soybean

學名：*Glycine max*
分類：豆科大豆屬
原產地：中國
日本品種 & 產地：請見 P.154

富含優良蛋白質 又稱為「長在田裡的肉」

大豆的營養成分裡，約有30%以上為蛋白質。這種「大豆蛋白質」含有完整的必需胺基酸，具有降低血中膽固醇及改善肥胖問題的功效。日本從古代便常以炸豆皮、豆腐、醬油及味噌等形式充分攝取大豆的營養。

大豆在台灣

台灣大豆自給率不到0.1%，每年得進口230萬噸黃豆供國人使用。農委會近年推動本土大豆復耕，從彰化到屏東，以及花東等地，都是台灣適合栽培大豆的地區，目前復耕產量不高，但卻能確保是非基改的大豆，期待不久之後，台灣大豆也能自給自足。

【 **主要的營養素** 】

維生素 B1　維生素 B2　蛋白質　**大豆皂苷 大豆異黃酮**

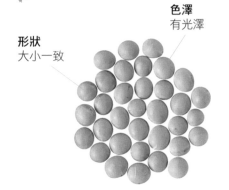

色澤
有光澤

形狀
大小一致

【 **挑選方式** 】

挑選形狀完整、大小一致且帶有光澤者。製成糖煮蜜大豆時可選擇較大顆的大豆。

【 **保存方法** 】

密封包裝的大豆可置於通風良好處，以常溫保存；未密封的大豆則填裝至密封的罐子裡保存。

【 **適合搭配的食材** 】

 羊棲菜　 昆布　 米

大豆富含米所不足的離胺酸（lysine）。大豆含有許多非水溶性膳食纖維，因此適合搭配水溶性膳食纖維豐富的海藻類。

▌美味小提醒

若將原本密封的大豆開封，應先將一整袋大豆快速汆燙後保存，而不是只烹煮當下所需的分量。因為大豆一旦開封，全部汆燙後分裝至冷凍用保鮮袋並保存於冷凍庫內，會比保持開封後的乾燥大豆維持更好的保存狀態，使用上也較為方便。

・大豆小知識

事實上，大豆又可分為黃色、白色、黑色及綠色等各式各樣的品種。市場上深受消費者喜歡的毛豆，其實就是黃豆的「小時候」，毛豆是八分成熟的黃豆，待毛豆成熟後，就會脫水、變小、變硬成為黃豆，依品系不同有些會成黑豆。

蠶豆

Broad bean

學名： *Vicia faba*
分類： 豆科蠶豆屬
原產地： 中亞至地中海沿岸
日本品種 & 產地： 請見 P.154

鹽煮蠶豆是初夏時節的下酒菜

蠶豆是植物性蛋白質的寶庫，擁有豐富的維生素營養，其中富含的礦物質鋅具有美化肌膚的效果。因蠶豆的豆莢朝天空生長，日文又稱之為「空豆」。

在台灣　台灣的雲林以前是蠶豆的產區，但因逐漸被澳洲進口蠶豆取代，所以僅剩下少量的菜用種植，產期在清明前後。

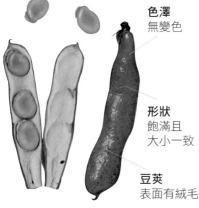

色澤
無變色

形狀
飽滿且
大小一致

豆莢
表面有絨毛

【 **主要的營養素** 】

維生素 B1　葉酸　鉀　鐵　鋅

【 **挑選方式** 】　當豆子從豆莢內取出後，風味就開始下降。應挑選豆莢呈鮮綠色，且表面有一層絨毛者。

【 **保存方法** 】　應於烹調前再將豆子從豆莢內取出。因蠶豆的新鮮度流失快速，因此需留意購買的分量。

四季豆

garden bean

學名： *Phaseolus vulgaris*
分類： 豆科菜豆屬
原產地： 中南美
日本品種 & 產地： 請見 P.154

納入對抗夏季熱疾病的因應對策

「四季豆」是在菜豆未成熟的狀態下可連同豆莢一起食用的蔬菜，富含必需胺基酸。菜豆當中的「金時豆」品種，主要用於製作甘納豆，十分有名。

在台灣　四季豆是菜豆的一種，盛產期為春、秋兩季，主要產地是屏東、台中、高雄，幾乎全年可以種植，但以春季、夏季與秋季最適合，冬季產量較差。

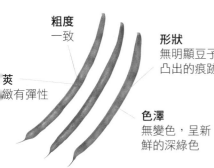

粗度
一致

形狀
無明顯豆子
凸出的痕跡

莢
緻有彈性

色澤
無變色，呈新
鮮的深綠色

【 **主要的營養素** 】

胡蘿蔔素　鉀　膳食纖維　離胺酸

【 **挑選方式** 】　挑選深綠色且不過粗者。表面發黑者表示較老、不再新鮮。

【 **保存方法** 】　處於乾燥的環境下易乾燥枯老，可用保鮮膜包裹後放入冰箱冷藏，或汆燙後放入冷凍庫保存。

紅豆

Adzuki beans

學名：*Vigna angularis*
分類：豆科豇豆屬
原產地：中國
日本品種 & 產地：請見 P.154

能有效緩解便祕的問題

紅豆以豆沙的形式深入日本的飲食文化，含有利尿及促進排便的皂苷成分，亦富含能有效排毒的維生素B1，宿醉後建議來碗「紅豆粥」慰勞一下腸胃。

紅豆在台灣

屏東是台灣最早種植紅豆的地方，且植栽來自嘉義阿里山地區發現的台灣原生種紅豆，後來因栽培面積縮減，才開始由國外進口。這幾年屏東萬丹又開始種植，並且強調有機種植，已引起消費者對台灣原生種紅豆的重視。目前主要栽種高雄八號、高雄九號與高雄十號，每年的12月底～1月，是採收期。

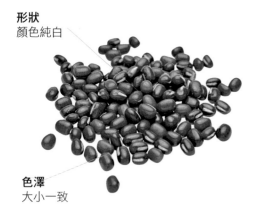

形狀
顏色純白

色澤
大小一致

【 主要的營養素 】

維生素 B1　維生素 B2　鉀　鈣　膳食纖維

【 挑選方式 】

挑選顆粒飽滿、大小一致且種皮呈深紅色者。

【 保存方法 】

因紅豆易生蟲，開封後宜裝入密封的罐子裡，置於通風良好的場所保存。

【 適合搭配的食材 】

 南瓜　 地瓜　 米

日本有於值得慶祝的日子裡吃上紅豆飯或紅豆粥的習慣，紅豆與米也十分適合搭配食用。另外，日本也流傳在冬至吃南瓜紅豆燉粥能預防感冒。

美味小提醒

一般豆類調理前須泡水約 6 小時，充分吸水後再開始燉煮，但紅豆與豇豆的種皮較硬，因此充分吸水的浸泡時間長達 24 小時。但是，也可能因長時間的浸泡導致部分豆子糊爛，或採取錯誤的泡水方式，而使得煮熟後的紅豆硬度不均，因此製作一般家庭料理時，建議採取不泡水而直接水煮的料理方式。

・紅豆小知識

主要用來製作豆沙內餡的紅豆，一般可分為「大納言」及其他品種。大納言的顆粒較大，特徵是燉煮時皮不易裂開。

莢豌豆 *Pea*

學名：*Pisum sativum*
分類：豆科豌豆屬
原產地：中亞至中東
日本品種 & 產地：請見 P.154

享受漸漸成熟的過程

連同嫩豆莢食用的時候稱為「莢豌豆」，食用其未成熟的豆子時稱為「青豆」，而成熟後的豆子則稱為「豌豆」。

在台灣

稱作甜豌豆,也是從豌豆改良而來。甜豆纖維少,可與豆莢一起食用,台灣彰化、雲林、南投是主要種植區,產期為每年的11月～翌年3月。至於常在三色蔬菜看到的綠色「青豆仁」,則是青豌豆,與甜豌豆是不一樣的。

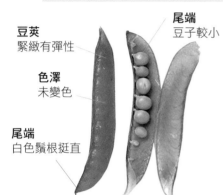

豆莢
緊緻有彈性

尾端
豆子較小

色澤
未變色

尾端
白色鬚根挺直

【 主要的營養素 】 維生素 C　鉀

【 挑選方式 】 挑選色澤鮮綠、豆子未過於成熟,且白色鬚根挺直者。

【 保存方法 】 不耐乾燥的環境,宜以保鮮膜包裹後放入冰箱冷藏,或水煮後冷凍保存。

毛豆 *Green soybeans*

學名：*Glycine max*
分類：豆科大豆屬
原產地：中國
日本品種 & 產地：請見 P.154

作為「啤酒的下酒菜」的同時 也能幫助分解酒精

毛豆是尚未成熟的大豆。因毛豆的新鮮度極為重要,建議購買尚未從分枝上採下的毛豆。毛豆不但蘊含豐富的蛋白質及維生素,更含有能幫助分解酒精的甲硫胺酸。

在台灣

毛豆是大豆前身,它擁有特殊香氣,豆莢顏色鮮綠且帶毛,故名為「毛豆」。台灣的主要產區在中南部,彰化、雲嘉南及高屏都有大面積種植。每年2～4月和9～11月是毛豆的產季。

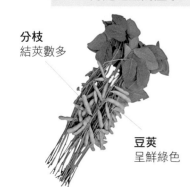

分枝
結莢數多

豆莢
呈鮮綠色

【 主要的營養素 】 維生素 B1 鉀　蛋白質　甲硫胺酸 大豆異黃酮

【 挑選方式 】 挑選結莢數較多的分枝,且豆莢顏色呈綠色者。

【 保存方法 】 建議於新鮮的時候水煮食用,若無法立即水煮,則以報紙包裹後放入冰箱冷藏。

花生

Peanut

學名： *Arachis hypogaea*
分類： 蝶形花亞科花生屬
原產地： 中南美洲
日本品種＆產地： 請見 P.154

預防生活習慣病的好夥伴

花生是日本千葉縣的農業特產，富含具有抗氧化作用的維生素E及不飽和脂肪酸等，能有效預防生活習慣病的成分。水煮後的花生富含葉酸，有助於改善貧血問題。

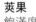 在 台灣以「土豆」來稱呼花生，它可燉、可烤、可炸。台灣花生每年可收成兩次，「春豆」在農曆5～7月，「冬豆」則在農曆10～12月採收。產區以雲林及彰化為主，品種以台南11號居多，其他還有9號花生、12號花生、紅仁花生等。

莢果
飽滿度適中且
不過於淨白

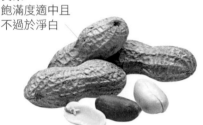

【 **主要的營養素** 】 維生素E　葉酸　菸鹼酸

【 **挑選方式** 】 淨白且無汙漬的花生可能遭到過度洗淨。宜挑選飽滿度適中者。

【 **保存方法** 】 剝生花生易使手痛，宜盡速連殼氽燙後放入冰箱冷凍保存。

其他豆類

營養滿分、低熱量且膳食纖維豐富

目前全世界的豆科植物約有650屬、18,000種，其中可食用且受人們喜愛的種類約有80種。市面上常見的主要豆類約有16種。

	基本資訊	特徵
小扁豆	學名：*Lens culinaris* 英文名稱：*lentil* 分類：豆科蝶型花亞科兵豆屬 原產地：西亞	因形狀扁平，即使不先氽燙，也能短時間內煮熟。表皮為褐色、綠褐色，剝皮後則呈黃色。
鷹嘴豆	學名：*Cicer arietinum L.* 英文名稱：*Chickpea*、*Garbanzo beans*、*Bengal gram* 分類：豆科蝶型花亞科鷹嘴豆屬 原產地：土耳其南部	因豆粒的形狀如鳥喙般突出而得名，可分為 10～13 公分的大粒種及 7～10 公分的小粒種等。口感鬆軟。
荷包豆	學名：*Phaseolus coccineus L.* 英文名稱：*Runner bean* 分類：豆科菜豆屬 原產地：南美洲	因荷包豆的植物會開出紅色或白色的大花朵，又稱為「花豆」。紅花的子實為紫豆，白花的子實為白花豆，皆常作為糖煮蜜豆及甘納豆的原料。
老爹毛豆	學名：*Glycine max* 英文名稱：*Soyabean* 分類：豆科蝶型花亞科大豆屬 原產地：中國	日本山形縣庄內地方的特產品，是專門用來栽培毛豆的大豆品種。特徵是豆莢表面茶色的絨毛及內凹的部分較深。擁有濃郁的風味及香甜美味的口感。

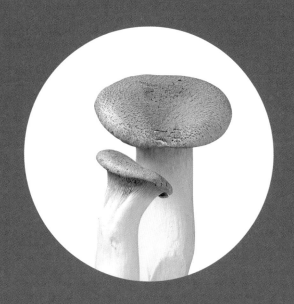

【第七章】

菇類

Vegetables Kentei

• •

具有較大子實體的真菌稱為「菇類」。

從一般家庭常見的香菇及鴻喜菇,到有「世界三大菇類」之稱的松茸、牛肝菌菇、松露等高級菇類,都屬於菇類的範疇。

因菇類的膳食纖維含量豐富,且熱量低,因此深受女性的喜愛。

讓我們一起進入菇菇世界,了解經常食用的菇菇吧!

香菇 *Shiitake mushroom*

學名：*Lentinula edodes*
分類：口蘑科
原產地：新幾內亞
日本品種 & 產地：請見 P.154

含有豐富維生素的新鮮香菇

香菇的栽培方式，主要可分椴木栽培及菌床栽培兩種。讓新鮮香菇照射陽光約1～2小時，則一種稱為「麥角固醇（ergosterol）」的成分會轉換成維生素D，香氣也會更為濃郁。香菇的鮮味來自一種稱為「鳥苷酸（guanylic acid）」的成分，且加熱後鮮味更加提升，因此適合以燒烤或熱炒的方式烹調。

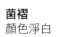

香菇在台灣

1909年台灣就有椴木香菇生產記錄，當時日本在南投埔里進行栽培，1970年代太空包香菇問世，開啟了香菇在台的發展。現在在台中新社、南投埔里、魚池及國姓等都有大規模的種植。每年的11月～隔年的6月都是採收期，冬季採收的稱為「冬菇」，因為厚實、香氣足，多做乾香菇；而4～6月所生產的香菇，多以鮮食為多。

菌褶
顏色淨白

菌傘
未過度張開
且肉質厚實

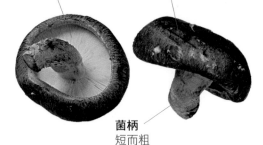

菌柄
短而粗

【 主要的營養素 】

維生素D　葉酸　菸鹼酸　鉀　膳食纖維

【 挑選方式 】

挑選菌傘未過度張開且肉質厚實，內側菌褶淨白且整齊者。

【 保存方法 】

因不耐水分，宜以報紙或廚房紙巾將香菇根部包裹後放入保鮮袋，放置於冰箱冷藏保存。

【 適合搭配的食材 】

 沙丁魚　 昆布　 菠菜

香菇鮮味成分的鳥苷酸與昆布搭配，會使美味度提升。香菇亦含有能轉換成維生素A的成分，因此也適合搭配含鈣的食材。

美味小提醒

菇類所含有的水溶性鮮味成分易因沖洗而流失，因此為避免風味受損，菇類可直接使用不須清洗。若需清潔菇類上的髒汙時，可使用廚房紙巾擦拭。此外，新鮮香菇照射陽光約一陣子後，會生成維生素D，有助於鈣質吸收。

• 香菇小知識

近幾年台灣市場常見香菇有省產香菇、日本及韓國花菇。但大陸香菇私運來台猖獗，嚴重影響台灣菇農生計。分辨上台灣香菇菇傘表面都呈褐色至深褐色皺縮狀，菌褶色澤淺黃，菇腳有修剪，香氣濃郁；至於大陸香菇菇腳很短、香氣淡或有異味，且常因保存不良受潮因而菇體較濕軟。

金針菇 *Winter mushrooms*

學名：*Flammulina velutipes*
分類：口蘑科小火菇屬
原產地：不明
日本品種 & 產地：請見 P.154

富含維生素 B1 可消除疲勞

金針菇因無特殊味道而受到歡迎，主要生長在朴樹及枹櫟等闊葉樹的樹幹上。金針菇富含一種能放鬆身心的「γ-胺基丁酸(GABA)」，能夠鎮定精神上過於興奮的反應。此外，金針菇的維生素B1含量相當豐富，有助於消除疲勞、恢復體力。

金針菇在台灣

國內菇類栽培中自動化作業程度最高的金針菇，主要生產地集中在苗栗、南投和台中。其中，位於霧峰的「戴養菌園農場」，產量為全台灣一半以上，更是世界最大的金針菇生產場。這些金針菇都是在冷氣房裡長大，不受天候影響，一年四季都吃得到。

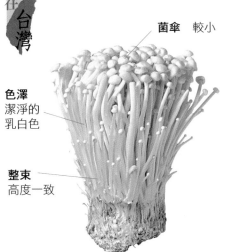

菌傘 較小

色澤 潔淨的乳白色

整束 高度一致

【 主要的營養素 】

維生素 B1　菸鹼酸　鉀　膳食纖維　**γ-胺基丁酸（GABA）**

【 挑選方式 】

挑選乳白色、高度一致、排列整齊且密實者。

【 保存方法 】

為防止乾燥，可放入保鮮袋後置於冰箱冷藏，或將根部切除、分裝後放入冷凍庫保存。

【 適合搭配的食材 】

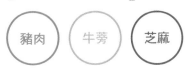

豬肉　牛蒡　芝麻

金針菇含有豐富的維生素B1，有助於消除疲勞、維持皮膚及黏膜的健康。

美味小提醒

因金針菇含有豐富的膳食纖維，在牛蒡製成的金平料理裡加入金針菇，就能成為一道口感及營養俱佳的料理。另外，只要準備簡單的高湯、醬油及味醂，便能自己在家製作「日式茸菇醬」，且能加以保存。但須注意金針菇的加熱時間不宜過長，以避免破壞原本的風味及口感。

・金針菇小知識

事實上，天然的野生金針菇是一種外表呈茶褐色，菌傘更大且菌柄短小的菇類，而我們目前常見的白色金針菇為人工栽培種（如圖片），但近年來，與野生金針菇相似的褐色人工栽培品種也愈來愈多。

舞菇

Sheep's Head

學名：*Grifola frondosa*
分類：亞灰樹花菌科樹花菌屬
原產地：不明
日本品種＆產地：請見 P.154

富含 β- 葡聚糖 能改善人體免疫機能

舞菇的烹調方式多元，常以火鍋、高湯、炊飯或天婦羅等形式出現在餐桌上，呈現不同的美味。在富含β-葡聚糖的菇類當中，舞菇也是屬於含量特別豐富的品種。β-葡聚糖是一種能活化免疫機能、抑制癌細胞增生，以及降低血壓、血糖及膽固醇的成分。舞菇的栽培方式主要為菌床栽培。

在台灣 每年春秋二季是舞菇的產季，目前以環境控制方式栽培，使得一整年皆可品嘗到舞菇、珊瑚菇等新興菇種，產地集中在中南部的中彰投及嘉義等地，生產穩定。

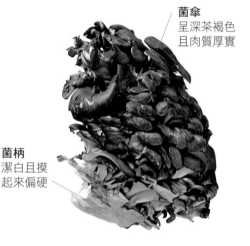

菌傘
呈深茶褐色
且肉質厚實

菌柄
潔白且摸
起來偏硬

【 主要的營養素 】

維生素 D ・ 菸鹼酸 ・ 鋅 ・ 膳食纖維 ・ β- 葡聚糖

【 挑選方式 】

菌傘厚實，輕微碰觸就會折斷的舞菇較為新鮮。不新鮮的舞菇則會流出水分。

【 保存方法 】

因不耐潮濕的環境，可放入保鮮袋後置於冰箱冷藏，或將根部切除，分小株後放入冷凍庫保存。

【 適合搭配的食材 】

 蛋 米 油脂

因舞菇含有水溶性的鮮味成分，若製成炊飯或火鍋料理，應連同湯汁一起入口，才能攝取較完整的營養。舞菇也適合搭配油脂，如製成天婦羅或拌炒料理等。

美味小提醒

在過去，只有天然的野生舞菇能採集，人們一旦在野外發現舞菇的蹤影，便高興得想「跳舞」，因此取名為「舞菇」。在菇類當中，舞菇所含有的 β- 葡聚糖相對豐富。β- 葡聚糖屬於多醣類的一種，具有改善免疫力及整頓腸道環境的作用。烹調舞菇時，須注意不宜燉煮及拌炒過久，以免破壞原本的口感。

・舞菇小知識

一般的舞菇經水煮後，湯汁容易因舞菇的色素溶出而顏色轉深，為避免此種情況，市面上還有另一種「白色舞菇」品種，其營養價值與茶褐色的舞菇並無太大的差異，但能使料理呈現出來的色澤更為美觀。

洋菇 *White mushroom*

學名：*Agaricus bisporus*
分類：蘑菇科蘑菇屬
原產地：歐洲
日本品種 & 產地：請見 P.154

肉質厚實 擁有獨具魅力的香氣及口感

主要分為整體呈純白色的「白色種」以及茶色的「茶色種」，日本較常見的為白色種（圖片為茶色種）。因洋菇含有豐富的鉀，預期能有效預防高血壓以及動脈硬化等問題。新鮮的洋菇可直接切薄片後生吃。

洋菇在台灣

菇體脆弱，採收時須以手一個個摘取的洋菇，自日本得到栽培技術後，菇農不斷努力，在1960年代起，台灣就躍居世界外銷洋菇罐頭數量第一的國家。近年來因人工成本工資提高，製罐市場已被越南、大陸等地搶走。現在台灣洋菇以台南為重心，也有彰化縣菇農為生產洋菇，投入大筆資金溫控栽培，讓洋菇一年四季皆可採收。

菌傘
表面光滑且
肉質厚實

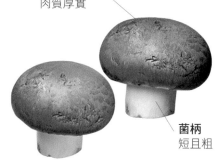

菌柄
短且粗

【 主要的營養素 】

鉀　　鈣　　膳食纖維　　泛酸

【 挑選方式 】

挑選菌傘未張開、呈圓球狀，菌柄粗實且切口處無變色者。

【 保存方法 】

以保鮮膜包裹後放入冰箱冷藏。洋菇表面若沾到水滴易造成損傷，應以廚房紙巾輕輕擦乾。亦可放置冷凍庫保存。

【 適合搭配的食材 】

 牛奶　　 菠菜　　 橄欖油

因洋菇含有能在人體內轉換成維生素D的成分，可搭配含鈣的食材，促進人體鈣吸收的效果。生吃洋菇時，可加入橄欖油製成生菜沙拉。

美味小提醒

洋菇可趁新鮮的時候生吃。因洋菇在採收後仍持續成長，因此放置一段時間後，會開始出現菌柄伸長、菌傘張開、內側菌褶處的色澤轉黑等現象，但這並不是腐壞，而是洋菇本身的特性使然，因此只要加熱烹調便可安心食用。洋菇的菌柄也十分美味。

• 洋菇小知識

茶色種洋菇的香氣及味道較強烈，適合用來當作熬煮湯底的食材。白色種洋菇味道較淡、香氣淡雅，適合做成生菜沙拉或口味清爽的料理。可依據洋菇各自的不同特性，在料理上靈活運用。

杏鮑菇 *French horn mushroom*

學名：*Pleurotus eryngii*
分類：側耳科側耳屬
原產地：南歐
日本品種＆產地：請見 P.154

又稱為「白色的鮑魚菇」口感豐富

杏鮑菇因含有豐富的膳食纖維，吃起來有獨特的口感，同時具有降低膽固醇的功能，能有效預防生活習慣病。杏鮑菇是少數可保存較久的菇類，原本日本無野生的杏鮑菇，但1993年左右愛知縣的林業中心確立了自行栽培的方法後，逐漸在日本各地推廣開來。

 在台灣

杏鮑菇是目前以環境控制方式栽培發展最快速的菇類之一，主要栽培地為台中新社、南投魚池、彰化和美等地，一年四季皆可收穫。

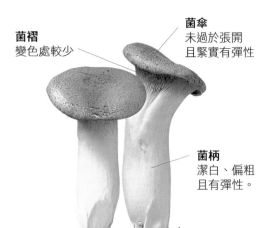

菌褶
變色處較少

菌傘
未過於張開
且緊實有彈性

菌柄
潔白、偏粗
且有彈性。

【 主要的營養素 】

維生素D　菸鹼酸　鉀　膳食纖維

【 挑選方式 】

挑選菌柄純白、偏粗且有彈性，菌傘未過於張開者。

【 保存方法 】

不耐潮濕的環境，應以保鮮膜包裹後放入冰箱冷藏。須留意若放入冷凍庫會使其獨特的口感及風味流失。

【 適合搭配的食材 】

 大蒜　 芝麻　 奶油

杏鮑菇的味道及香氣較淡，可以與味道較濃郁的食材搭配，如以奶油或大蒜拌炒，或搭配汆燙青菜並撒上芝麻製成涼拌料理等。

美味小提醒

杏鮑菇從菌傘至菌柄的白色部分皆可以食用（若切口處有栽培時所附著的營養物質，須切除）。此外，杏鮑菇的特徵之一是其口感會隨切法不同而改變，若沿著纖維縱切，吃起來較入味，以滾刀切或斜切則可享受獨特的口感。

•杏鮑菇小知識

在日本，菇類雖然無標示賞味期限的規定，但新鮮的杏鮑菇約可保存一個禮拜。當杏鮑菇的觸感變軟或菌柄變色時，代表品質開始下降，應盡早食用完畢。

鴻喜菇 *Shimeji*

學名：*Lyophyllum shimeji*
分類：離褶傘科離褶傘屬（本鴻喜菇）
原產地：不明
日本品種＆產地：請見 P.154

價格實惠 活躍於日本及西洋料理

一般市面上的「鴻喜菇」可分為菌傘呈茶色、圓球狀的櫸鴻喜菇，以及菌傘呈扁平狀的平菇。但不論是何種品種，皆富含甜味成分，吃起來的口感十分鮮甜。鴻喜菇亦富含膳食纖維。

鴻喜菇由日本引進，目前台灣菇農以全程控制溫濕度栽培，讓它成為全年可採的菇種。市面上除了傳統淺灰褐品系，還有白色鴻喜菇。

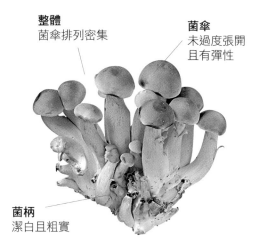

整體
菌傘排列密集

菌傘
未過度張開且有彈性

菌柄
潔白且粗實

【 主要的營養素 】

維生素 D　菸鹼酸　鉀　膳食纖維

【 挑選方式 】

挑選整株緊密結實、菌傘未開且有彈性者。

【 保存方法 】

因不耐潮濕的環境，可以保鮮膜包裹後放置冰箱冷藏，或將根部切除，分小株後放入冷凍庫保存。

【 適合搭配的食材 】

 沙丁魚　 雞肉　 菠菜

鴻喜菇含有能在人體內轉換成維生素D的成分，可搭配含鈣的食材，促進人體鈣吸收的效果。另外，鴻喜菇亦含有能促進蛋白質吸收的必需胺基酸。

▌美味小提醒

和香菇一樣，處理鴻喜菇時須切除根部再開始調理。可先將一整株的鴻喜菇分為數個小株後，再開始切除根部，以避免切到過多的菌柄。鴻喜菇原本是一種甜中帶苦的菇類，但經人工栽培改良後，已變得相當美味且好入口。鴻喜菇的料理方式也相當多元，廣泛應用在西洋、日本或中華料理的燉煮、燒烤及涼拌等菜餚上，是廚房裡不可缺少的重要食材。

• 鴻喜菇小知識

主要有「櫸鴻喜菇」、「白櫸鴻喜菇」及「畑鴻喜菇」等品種。其中「櫸鴻喜菇」在日本的產量位居菇類當中第二名，僅次於金針菇。

滑菇 *Butterscotch mushroom*

學名：*Pholiota nameko*
分類：球蓋傘科環銹傘屬
原產地：日本
日本品種＆產地：請見 P.154

加入菜單的行列 讓營養更均衡、豐富

滑菇上獨特的黏液，來自一種稱為黏液素的成分。黏液素具有保護黏膜的作用，可預防、改善胃炎，以及防止眼睛乾澀等。

在台灣 口感滑脆，但是香氣不是非常濃郁的滑菇，早期台灣雖然也有栽培，但因市場不大，市面上較少見。近年不斷更新栽培技術，目前已有業者少量生產，在市場上已能看到新鮮滑菇。

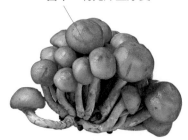

菌傘　有光澤且厚實

【 主要的營養素 】

菸鹼酸　鉀　膳食纖維　黏液素

【 挑選方式 】　挑選菌傘有光澤且厚實，整體緊密結實者。

【 保存方法 】　放入冰箱冷藏，並須在數天內使用完畢。若包裝未開封，可放入冷凍庫保存。

其他菇類

使用方式多元　可食用、製作湯底或製成中藥材等

日本的氣候溫暖潮濕，是菇類生長的絕佳環境。因此，目前已知可食用及具毒性的菇類就高達6,000種以上。

	基本資訊	特徵
蜜環菌	學名：*Armillaria mellea* 英文名稱：*honey mushroom* 等分類：口蘑科蜜環菌屬 原產地：—	菌傘的直徑約 3 ～ 15 公分，色澤呈茶褐色。因可能引起消化不良等中毒現象，僅能挑新鮮的食用。北海道的人們又稱其為「Boliboli（ボリボリ）」。
松茸	學名：*Tricholoma matsutake* 英文名稱：*matsutake mushroom* 分類：口蘑科口蘑屬 原產地：—	散發出來的迷人香氣，來自一種稱為「松茸醇」的香氣成分。因其人工栽培不易，市面上的價格不菲。日本境內生產最多的地區在長野縣，產季在 9 ～ 10 月。
牛肝菌菇	學名：*Boletus spp.* 英文名稱：*porcino* 分類：牛肝菌科牛肝菌屬 原產地：—	與松茸、松露並列世界三大菇類，有「菇類之王」之稱。日本多以切片的乾燥形式販售。最大的產地在波蘭。
松露	學名：*Tuber* 英文名稱：*truffle* 分類：塊菇科塊菇屬 原產地：—	為「世界三大珍味」之一，冬季出產的品質較夏天佳，香氣也更強烈。分為黑色及白色兩種，白松露因較為稀少而價格高昂，市場價格是黑松露的數倍。

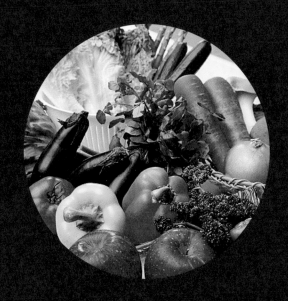

【第八章】

了解蔬菜
更進一步

在前面，我們已介紹了近 100 種蔬菜的各種特徵
與知識，現在我們來看看如何用蔬菜讓我們吃得
更健康，有許多蔬菜的小常識都在這裡，不可以
錯過這個單元哦！

神奇的蔬菜七彩魔力

蔬菜與水果富含豐富的維生素、礦物質與膳食纖維。許多研究結果指出，在日常飲食中積極攝取蔬果，能降低罹患中風及心臟病的風險。因此，日本政府設定「每人每日需攝取蔬菜350克以上及水果200克以上」的目標並加以實行，來預防生活習慣病的發生，以及維持健康的生活。接下來，我們將焦點置於蔬菜的「七彩魔力」，並介紹如何在日常飲食有效地攝取七色蔬果。

蔬菜的顏色與營養素

◉ 除了維生素、礦物質、膳食纖維之外，還有其他值得攝取的營養素

營養素是一種「供給能量」、「成長、發育及維持生命所需」、「若攝取不足時，造成特殊生化及異常生理活動變化的原因之一」的物質。

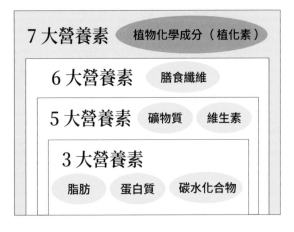

蔬果所富含的維生素、礦物質、蛋白質、脂肪及碳水化合物（醣類），稱為五大營養素。三大營養素則為其中的蛋白質、脂肪及碳水化合物。

蛋白質是組成身體許多部分所不可或缺的營養素，主要由胺基酸構成，按其來源又可分為「動物性蛋白質」及「植物性蛋白質」兩種。

脂肪除了提供身體活動所需的能量外，也是製造體內神經組織、細胞膜、激素的重要成分。

碳水化合物分為可消化吸收的醣類，以及無法消化吸收的膳食纖維，醣類提供腦部及身體活動所需的能量，但其燃燒的速度比脂肪還快。塊莖類等蔬菜是以澱粉的方式貯存碳水化合物。

維生素（詳細請參閱P130～）可幫助我們將吃飯時所攝取的碳水化合物轉換為體內所需的能量。此外，為使攝取的營養素能在體內被充分利用，必須攝取足夠的維生素（尤其是B群）。

維生素是調理體質所不可或缺的營養素，根據在體內負責的功能不同，可分為幾項種類。維生素總共有13種，大致分為「水溶性維生素」和「脂溶性維生素」。

水溶性維生素較易排出體外，因此須每日攝取足夠的量，以供應人體的需求，如維生素B1、B2、B6、B12、C、菸鹼酸、泛酸、葉酸以及生物素等9類。

脂溶性維生素若搭配脂肪攝取可提高吸收率，因不易排出體外，攝取過量可能導致中毒，包含維生素A、D、E、K等4種類型。

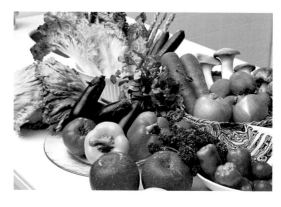

礦物質（詳細請參閱P132）是維持及調整身體機能所不可或缺的營養素，因其無法在體內自行合成，必須每日透過飲食攝取。但是仍有許多礦物質不易被身體吸收、容易被其他成分干擾吸收以及無法有效貯藏在體內。根據日本厚生勞働省（相當於台灣的衛生福利部）所頒行的攝取標準，建議攝取的礦物質有鈉、鎂、磷、鉀、鈣、鉻、錳、鐵、銅、鋅、硒、鉬、碘等13種，其中蔬菜所富含的鉀，可幫助排除體內過多的鈉（食鹽），以及預防高血壓。若人體鈣攝取不足易導致骨質疏鬆症，鐵攝取不足易引起貧血，但相反地，攝取過量的鈉亦可能導致高血壓的發生。

蔬菜、水果除了這五大營養素外，還包含許多各式各樣的機能性成分（詳細請參閱P133～），其中亦包含稱為「第六大營養素」的膳食纖維。膳食纖維分為「水溶性膳食纖維」及「非水溶性膳食纖維」兩種，可幫助排出體內腸道的有害物質及膽固醇，具有改善排便問題及調整體質的功能。

近年來，蔬菜及水果裡的植物化學成分亦逐漸受到關注。植物化學成分是植物的天然成分，是蔬果的顏色、味道、苦澀味的主要來源，原本是植物為了保護自己免於紫外線及害蟲的侵害所製造的成分，但有相關研究表示植物化學成分可能對於人體也有相當的益處，能幫助提高抗氧化力、免疫力，維持及改善人體的健康等，有關植物化學成分的研究仍持續發展中。

紅、綠、紫、黃、橙、黑、白──。透過日常飲食，充分攝取這些滿足我們視覺與嗅覺的「七彩魔力」。

七彩魔力的特徵與範例

◉ 紅色的營養素 ▶▶▶ 蕃茄紅素、辣椒素

「蕃茄紅素」是動植物所含的紅色天然色素，為「類胡蘿蔔素」色素成分之一，具有很強的抗氧化力。有說法指出，蕃茄紅素的抗氧化力比維生素E高出100倍以上。另外，蕃茄紅素亦可抑制造成斑點的黑色素的生成，預期能發揮減輕曬傷（呈紅色曬傷）的功能。

「辣椒素」是一種辣味成分，能促進能量代謝相關的激素分泌，幫助燃燒脂肪、加速新陳代謝，有助於預防肥胖。

· 紅色的代表蔬菜

❶ 蕃茄紅素
蕃茄、西瓜、金時紅蘿蔔、柿子、紅葡萄柚等。

❷ 辣椒素
辣椒、甜椒等。

◉ 綠色的營養素 ▶▶▶ 葉綠素

「葉綠素」是綠色的天然色素，為植物及藻類所含有的天然色素。葉綠素利用太陽光能，將空氣中的二氧化碳與水透過光合作用形成碳水化合物等有機物質。

攝取葉綠素可以幫助體內細胞活化，抑制有害物質的吸收，一般認為具有將膽固醇、戴奧辛等多餘物質排出體外的功能。

・綠色的代表蔬菜

油菜、小松菜、菠菜、黃麻、青花菜、秋葵、茼蒿、青椒等。

◉ 紫色的營養素 ▶▶▶ 花青素

・紫色的代表蔬菜

紫地瓜、藍莓、茄子、紫蘇、紫甘藍、葡萄、黑豆等。

「花青素」是紫藍色的天然色素，為植物受紫外線照射後，為了自我保護而貯存起來的一種多酚化合物。因花青素呈現一種美麗色調，過去就常用來將食品染色，如醃漬梅子時加入紫蘇所製成的紫蘇梅呈現的鮮豔紅色。

花青素也具有抗氧化的作用，可預防因年齡增長所造成的視力衰退、高血壓等問題，還能改善肝臟功能及預防花粉症的發生等。

◉ 黃色的營養素 ▶▶▶ 葉黃素

「葉黃素」是黃色的天然色素，為存在於動植物體內一種稱為「類胡蘿蔔素」的色素成分，具有很強的抗氧化作用。人體內的葉黃素，主要位處相當於相機鏡頭功能的水晶體，以及眼球上聚集光線的黃斑部等部位，能保護眼睛不受有害光線及活性氧類的傷害。

雖然人體內本來就含有葉黃素，但因無法自行製造，因此仍須透過飲食來攝取。此外，因葉黃素亦會隨著年齡增長而逐漸流失，因此應於日常飲食中積極攝取含有葉黃素的蔬菜。

・黃色的代表蔬菜

玉米、青花菜、菠菜、黃金奇異果、南瓜等。

◉ 橙色的營養素 ▶▶▶ 玉米黃素、胡蘿蔔素

「玉米黃素」是橙色的天然色素，為動植物所含的天然色素「類胡蘿蔔素」之一，有很強的抗氧化力，與葉黃素一樣位於眼睛的黃斑部，能維持眼睛的健康。

而「胡蘿蔔素」同樣也是類胡蘿蔔素之一，多包含於黃綠色蔬菜裡，是讓胡蘿蔔外觀呈現橙色的成分。胡蘿蔔素可依人體所需轉換為維生素A，有助於預防夜盲症、抑制視力惡化、保護黏膜與維持肌膚健康的效果。

・橙色的代表蔬菜

❶ 玉米黃素
玉米、甜椒、菠菜等。

❷ 胡蘿蔔素
胡蘿蔔、南瓜、青花菜、蜜柑、西瓜等。

◉ 黑色的營養素 ▶▶▶ 綠原酸、兒茶素

・黑色的代表蔬菜

❶ 綠原酸
牛蒡、菊薯、馬鈴薯、香蕉、茄子等。

❷ 兒茶素
綠茶、柿子、葡萄酒等。

「綠原酸」是「多酚」的一種，為植物為保護自己而製造的成分，也是讓咖啡豆呈現苦味、香氣，以及讓牛蒡等蔬菜的切口處變黑的成分。除了擁有很強的抗氧化力外，也有助於預防因中性脂肪（三酸甘油酯）囤積所造成的脂肪肝。

同樣也是多酚之一的「兒茶素」，是讓綠茶或柿子呈現苦味及澀味的成分。又稱作「單寧」，有助於改善肥胖、高脂血症，以及有效預防蛀牙及口臭等問題。

◉ 白色的營養素 ▶▶▶ 蒜素、異硫氰酸酯

「蒜素」是造成切生洋蔥時流眼淚的原因，以及大蒜刺鼻味的來源，具有讓血液保持順暢，有預防血栓的效果。

而「異硫氰酸酯」是蘿蔔微嗆的辛辣味，以及山葵刺激嗆鼻氣味的來源，有抑制異常細胞增生，以及促進胃部黏膜再生的效果。

・白色的代表蔬菜

❶ 蒜素
洋蔥、大蒜、薤、韭菜等。

❷ 異硫氰酸酯
高麗菜、蘿蔔、山葵、青花菜等。

【食譜篇】

美味的七彩魔力蔬果汁

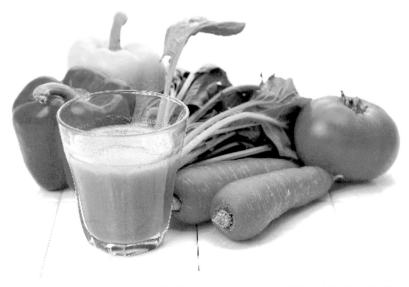

早上出門前，讓我們配合身體每天不同的狀態，從七個顏色當中挑選適合自己的蔬果飲品，調製一杯蔬果汁來有效攝取七色蔬果的營養，迎接充滿活力的一整天。

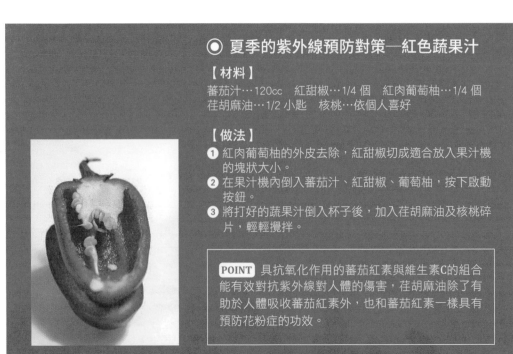

◉ 夏季的紫外線預防對策—紅色蔬果汁

【材料】
蕃茄汁…120cc　紅甜椒…1/4 個　紅肉葡萄柚…1/4 個
荏胡麻油…1/2 小匙　核桃…依個人喜好

【做法】
❶ 紅肉葡萄柚的外皮去除，紅甜椒切成適合放入果汁機的塊狀大小。
❷ 在果汁機內倒入蕃茄汁、紅甜椒、葡萄柚，按下啟動按鈕。
❸ 將打好的蔬果汁倒入杯子後，加入荏胡麻油及核桃碎片，輕輕攪拌。

POINT 具抗氧化作用的蕃茄紅素與維生素C的組合能有效對抗紫外線對人體的傷害，荏胡麻油除了有助於人體吸收蕃茄紅素外，也和蕃茄紅素一樣具有預防花粉症的功效。

◉ 身體的營養補給，就交給—綠色蔬果汁

【材料】

當季綠色蔬菜（如葉菜類）…60 克　蘋果…1/4 個
奇異果…1/2 個　水…100cc

【做法】

❶ 將材料切成適合放入果汁機的塊狀大小。
❷ 將所有材料放入果汁機，按下啟動按鈕。
※ 菠菜等澀味較強烈的蔬菜，應先汆燙後再使用。
※ 菜花類或小松菜等蔬菜經過簡單清蒸後，可減少生澀的青
　草味。

> **POINT** 綠色蔬菜是人們補充維生素及礦物質來源的重
> 要角色，但卻不容易在日常生活中完整攝取。當季蔬菜
> 的營養價值高，可花點心思，配合不同的季節改變綠色
> 蔬果汁的配方。

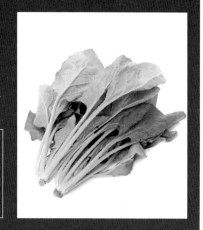

◉ 有效預防水腫—紫色蔬果汁

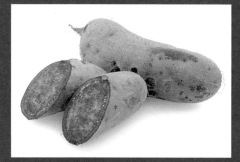

【材料】

紫地瓜…30 克　紫菊苣…30 克
冷凍藍莓…25 克　香蕉…1/3 個
豆奶（無添加糖）…200cc

【做法】

❶ 紫地瓜切成間距 1 公分的圓片後蒸煮（
　也可用微波爐加熱，但由蒸煮方式蒸熟
　的紫地瓜較甜）
❷ 將所有材料放入果汁機，按下啟動按鈕。

> **POINT** 材料中除了富含花青素等天然
> 色素成分外，也集合了許多富含鉀的食
> 材，能有效預防水腫。如果前一天的外
> 食攝取了過多鹽分而導致水腫，早上來
> 杯紫色蔬果汁或許是不錯的選擇。

◉ 預防視力退化—黃色蔬果汁

【材料】

奶油玉米罐頭…60 克　青花菜…50 克
牛奶…100cc

【做法】

❶ 花菜分切成小朵。
❷ 將所有材料放入果汁機，按下啟動
　按鈕。
※ 未煮熟的青花菜可直接打成蔬果汁喝，
　但若不喜歡生菜味，可簡單蒸煮過後再
　開始調理。

> **POINT** 在玉米盛產的季節，可將新鮮
> 的玉米蒸煮後，以連同胚芽一起剝下的
> 玉米粒取代玉米罐頭，也可有效攝取醣
> 類代謝過程中重要的維生素B1。

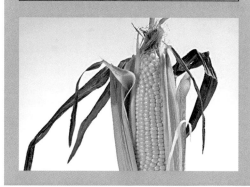

◉ 預防感冒的好幫手—橙色蔬果汁

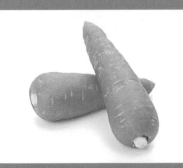

【材料】

胡蘿蔔…50 克　蘋果…1/5 個
檸檬汁…1/2 大匙　水…100cc

【做法】

1 胡蘿蔔充分洗淨，不須削皮，切成適合
放入果汁機的大小。

2 將所有材料放入果汁機，按下啟動
按鈕。

> **POINT** 維生素A是保護視力與黏膜重要
> 的營養素，而胡蘿蔔所富含的胡蘿蔔素
> 是維生素A的前驅物質。富含胡蘿蔔素
> 的食品被視為抗癌的食品，而受到重視
> 與推廣，胡蘿蔔也不例外。維生素A也
> 能有效預防感冒。

◉ 活化腸道黑色蔬果汁

【材料】

牛蒡…40 克　香蕉…1/3 個　蘋果…1/2 個
蜂蜜…2 小匙　優格…100 克　水…50cc

【做法】

1 牛蒡充分洗淨，切成間距為 1 公分的圓
片。

2 香蕉、蘋果切成適合放入果汁機的塊狀
大小。

3 將所有材料放入果汁機，按下啟動
按鈕。

※ 宜挑選新鮮的牛蒡。

> **POINT** 透過充分攝取優格的乳酸菌以
> 及乳酸菌營養來源的膳食纖維，能有效
> 維持腸道的順暢與健康。腸胃不好或便
> 祕嚴重者應先從少量開始飲用，並洽詢
> 主治醫師的建議。

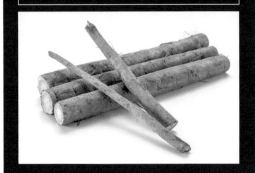

◉ 應付消化不良的好法寶—白色蔬果汁

【材料】

高麗菜或蘿蔔…50 克　蘋果…1/4 個　生薑…10 克
蜂蜜…1 大匙　水或檸檬汁…100cc

【做法】

1 所有材料切成適合放入果汁機的塊狀大小。

2 將所有材料放入果汁機，按下啟動按鈕。

> **POINT** 高麗菜因含有一種能作為胃潰瘍藥的維
> 生素U而聞名，但除此之外，也含有其他有助於
> 修復胃部黏膜的成分。因生吃的效果較好，若前
> 一天用餐後感到胃部不適，建議早上可來杯白色
> 蔬果汁。

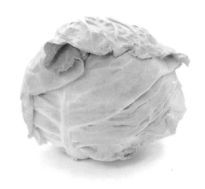

營養的七彩魔力蔬菜高湯

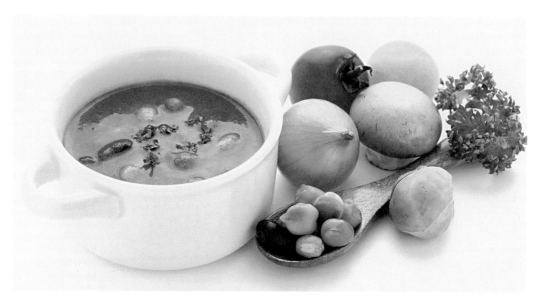

除了美味的果汁，接下來再介紹七色蔬果的暖胃健脾湯品食譜，在感到身心俱疲時，不妨喘一口氣，來碗美味的營養補給。

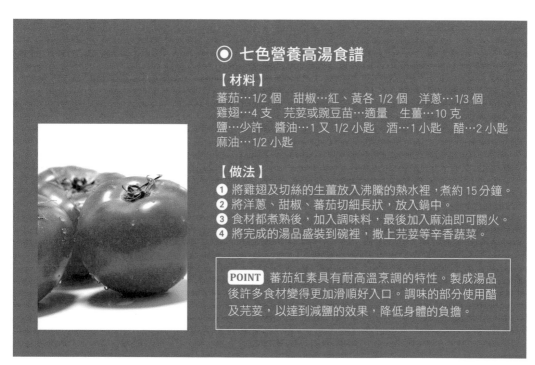

◉ 七色營養高湯食譜

【材料】

蕃茄…1/2 個　甜椒…紅、黃各 1/2 個　洋蔥…1/3 個
雞翅…4 支　芫荽或豌豆苗…適量　生薑…10 克
鹽…少許　醬油…1 又 1/2 小匙　酒…1 小匙　醋…2 小匙
麻油…1/2 小匙

【做法】

1. 將雞翅及切絲的生薑放入沸騰的熱水裡，煮約 15 分鐘。
2. 將洋蔥、甜椒、蕃茄切細長狀，放入鍋中。
3. 食材都煮熟後，加入調味料，最後加入麻油即可關火。
4. 將完成的湯品盛裝到碗裡，撒上芫荽等辛香蔬菜。

POINT　蕃茄紅素具有耐高溫烹調的特性。製成湯品後許多食材變得更加滑順好入口。調味的部分使用醋及芫荽，以達到減鹽的效果，降低身體的負擔。

第 8 章 ● 了解蔬菜 更進一步

115

◉ 綠色蔬菜濃湯

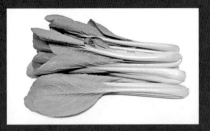

【材料】

小松菜…2 株　馬鈴薯…1 個　洋蔥…1/3 個　奶油…15 克
牛奶…250cc　湯塊…1 顆　鹽、胡椒…少許　水…500cc
麵包丁…適量

【做法】

1. 將小松菜汆燙後，以 2 公分為間距切段。
2. 鍋子內放入奶油加熱融化，加入洋蔥翻炒至變軟後，放入馬鈴薯、水，燉煮至軟爛。
3. 接著加入湯塊、小松菜，煮熟後倒入果汁機內，啟動機器攪拌。
4. 完成攪拌後的湯汁倒回鍋中，加入牛奶、鹽及胡椒與湯汁充分融合，完成後倒入湯碗，最後撒上麵包丁。

POINT 另外，也可製作由綠色蔬菜製成的蔬菜醬並冷凍保存，之後只要將蔬菜醬加入市售的湯品裡，就可簡單又輕鬆地完成一道營養豐富的蔬菜湯。

◉ 茄子冷湯

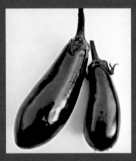

【材料】

茄子…1 個　蕃茄罐頭…小罐（400 克）
洋蔥…1/3 個　大蒜…1 片　培根…1 片
芹菜…20 克　湯塊…1 顆　橄欖油…1 大匙
水…500cc　切碎的香芹…少許

【做法】

1. 大蒜切片，茄子切半後再切成斜薄片，洋蔥切薄片，芹菜切斜薄片，培根切成細絲。
2. 先以橄欖油炒大蒜及培根，再加入洋蔥及茄子。
3. 將蕃茄罐頭的蕃茄攪成碎末狀後放入鍋中，並加入水及芹菜，燉煮約 20 分鐘。
4. 食材皆入味後，盛裝至湯碗裡，最後撒上香芹。

POINT 茄子是一種含鉀量豐富的蔬菜。冷湯能讓味道更加濃郁，因此可減少鹽分的使用。煮湯過程中若欲先試嚐湯品的味道，應預想冷卻後的味道會更加濃郁，以避免將湯頭煮得太過濃稠。

◉ 菊花湯

【材料】

食用菊（或乾燥的食用菊花）…10 克
竹筍…40 克　蔥…20 克　胡蘿蔔…20 克
香菇…1 片　雞腿肉…100 克　生薑…10 克
枸杞…15 克　雞湯粉…1 大匙　水…700cc
醬油…1/2 大匙　酒…1 大匙

【做法】

1. 食用菊以外的食材皆切絲備用。
2. 水沸騰後，加入雞湯粉，之後放入雞肉、蔬菜及枸杞。
3. 食材皆加熱後，加入酒、醬油等調味料，最後加入食用菊，以小火加熱，食材皆煮熟即可盛裝。

POINT 傳統的中醫等醫療也許是注意到食用菊含有葉黃素的成分，很早就將食用菊作為治療眼睛的藥材使用。食用菊搭配胡蘿蔔及枸杞，即是一道對眼睛有益的健康湯品，適合在準備考試的夜晚飲用。

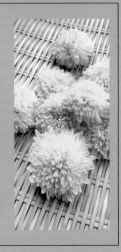

◉ 南瓜酒粕湯

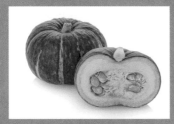

【材料】
南瓜…100 克　胡蘿蔔…30 克
舞菇…40 克　蘿蔔…100 克　鮭魚…2 塊
根深蔥（長蔥）…適量　酒粕…30 克
味噌…30 克　高湯…800cc

【做法】
1. 鮭魚切成四等分，並澆淋熱水，去除腥味。
2. 蔬菜切成厚度均等的扇形，舞菇用手剝成易入口的大小。
3. 高湯煮滾後，放入鮭魚，待煮熟後，再放入蔬菜。
4. 蔬菜也煮熟後，加入酒粕及味噌等調味料。
5. 裝入湯碗後，撒上切成小口大小的根深蔥（長蔥）。

POINT 鮭魚含有具強烈抗氧化作用的蝦青素成分，在湯裡加入鮭魚，能提高預防老化的效果。

◉ 蓮藕泥湯

【材料】
蓮藕…30 克　雞絞肉…160 克
香菇…1 個　蔥…10 克　醬油…1 小匙
酒…1 小匙　太白粉…1 小匙
味噌…1 又 1/2 大匙　蓮藕泥…100 克
鴨兒芹…適量
高湯（昆布、鰹魚）…700cc

【做法】
1. 蓮藕（30 克）、香菇、蔥切碎，加入雞絞肉中，倒入醬油、酒、太白粉後充分攪拌。
2. 高湯煮滾後，將步驟 1 捏成團子狀，放入高湯中，煮熟後加入味噌調味。
3. 最後加入蓮藕泥（100 克），稍微水滾後即可關火盛裝，最後放上適量的鴨兒芹。

POINT 這是一道可同時享受清脆與黏稠雙重口感的蓮藕泥湯，不同的蓮藕黏稠度可能不盡相同，因此宜邊放邊調整至適當的濃度。

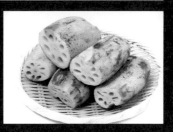

◉ 蘿蔔泥湯

【材料】
蘿蔔泥…80 克　滑菇…1 袋　蘿蔔芽…適量　味噌…25 克
高湯…700cc

【做法】
1. 高湯煮滾，加入洗淨的滑菇，煮熟後放入味噌調味。
2. 加入蘿蔔泥，稍微水滾後馬上關火並盛裝至湯碗，最後放上蘿蔔芽點綴即可。

POINT 辛辣味成分的異硫氰酸酯（Isothiocyanate）具有預防癌症的效果，是一種不耐高溫的成分，因此高湯內加入蘿蔔泥後，應避免將湯煮得過於滾燙。

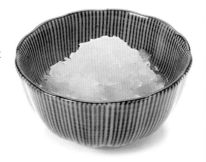

畫龍點睛的七彩魔力調味醬汁

　　每種蔬菜都有各自的風味與味道，即使不加任何調味料，也能享受蔬菜原始的美味。但若能配合醬汁與蔬菜的特性，巧妙搭配，或許能將蔬菜的美味提升至另一個層次。接下來介紹幾樣能引出蔬菜美味的調味料及沙拉醬汁做法。

混合調味料

◉ 八方醬汁　讓蔬菜吸收道地的日本和風味道

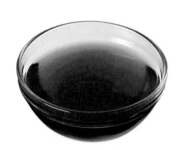

【材料】

高湯…2 杯　濃醬油…1/4 杯　味醂（或砂糖）…1/4 杯

【做法】

高湯稍微煮滾後，加入醬油及味醂。

※ 高湯：醬油：味醂（或砂糖）的基本調配比例為 8：1：1。

推薦的搭配蔬菜

涼拌菠菜、茼蒿，以及關東煮的蘿蔔。

◉ 肉味噌　　彰顯食材的原始風味

【材料】

豬絞肉…100 克　酒…1 大匙　米味噌…3 大匙
味醂…1/2 大匙　醬油…1 大匙　砂糖…1 小匙
切碎的生薑…10 克

【做法】

將所有材料混合並攪拌均勻，放入微波爐加熱 4 分鐘。

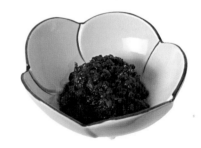

推薦的搭配蔬菜

可將小黃瓜、胡蘿蔔、蘿蔔等蔬菜切成長條狀的蔬菜棒，沾取食用。

◉ 三杯醋　　和食的基本比例 1：1：1

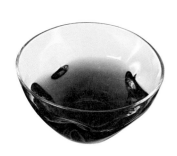

【材料】
醬油…1 大匙　米醋…1 大匙　味醂…1 大匙

【做法】
所有材料混合並攪拌均勻。

推薦的搭配蔬菜

高麗菜、小黃瓜、蘿蔔、蕪菁的醋拌涼菜或蔬菜涼拌等。

◉ 油醋醬　　品嘗蔬菜清新爽口的美味

【材料】
白葡萄酒醋…2 大匙　鹽…1/2 小匙　胡椒…少許
橄欖油…4 大匙

【做法】
❶ 除了橄欖油以外的材料混合並攪拌。
❷ 加入橄欖油攪拌均勻。

推薦的搭配蔬菜

加入青椒、芹菜、蕃茄、洋蔥、舞菇等食材混合涼拌。

◉ 中華冷麵醬汁　　享受與夏季蔬菜的絕妙搭配

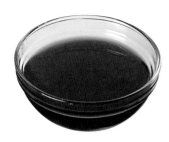

【材料】
醋…2 大匙　砂糖…1 大匙　麻油…1 大匙　雞湯…2 大匙
醬油…2 大匙

【做法】
所有材料混合並攪拌均勻。

沙拉醬汁

◉ 美乃滋沙拉醬　**讓濃郁黏稠的醬汁搭配清脆可口的蔬菜**

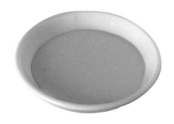

【材料】
美乃滋…4 大匙　牛奶…1 大匙

【做法】
美乃滋與牛奶混合並攪拌。

◉ 法式沙拉醬汁　**簡單品嘗蔬菜的美味**

【材料】
沙拉油…1 杯　白葡萄酒醋…1/2 杯　鹽…1 小匙
胡椒…1/4 小匙

【做法】
❶ 將除了鹽以外的材料放入碗裡混合攪拌。
❷ 以奶泡器將鹽融化並與沙拉醬混合攪拌。

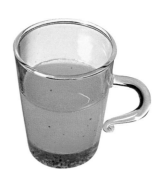

◉ 中華風沙拉醬汁　**適合搭配冬粉與白芝麻**

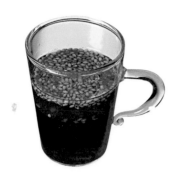

【材料】
米醋…2 大匙　醬油…2 大匙　炒白芝麻…1/2 大匙
麻油…1/4 杯　沙拉油…1/4 杯

【做法】
❶ 醋、醬油、芝麻混合拌勻。
❷ 將麻油及沙拉油從高位處以拉長的細絲般淋入材料中，
　 加以混合。

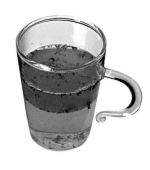

◉ 義大利沙拉醬汁　　**義大利料理的常用醬汁**

【材料】
橄欖油…2 大匙　白葡萄酒醋…2 大匙　砂糖…1/2 小匙
鹽…少許　胡椒…少許　乾燥羅勒（香芹）…少許

【做法】
❶ 先將橄欖油以外的材料混合攪拌。
❷ 再倒入橄欖油並充分拌勻。

◉ 凱薩沙拉醬　　**清爽的口感 深受女性歡迎**

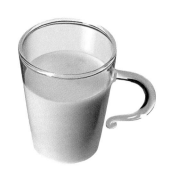

【材料】
美乃滋…3 大匙　白葡萄酒醋…1 大匙
橄欖油…1 小匙　黑胡椒…少許　牛奶…1/2 大匙
帕馬森起司…1 又 1/2 大匙

【做法】
所有材料混合、拌勻。

◉ 其他沙拉醬

	【材料】	【做法】
和風沙拉醬	醋…2 大匙　醬油…1 大匙　鹽…少許 胡椒…少許　砂糖…1/3 小匙　沙拉油…4 大匙	所有材料混合、拌勻。
芝麻沙拉醬	醋…1 大匙　砂糖…2 小匙　醬油…1 小匙 芝麻粉…1 大匙　美乃滋…1 大匙	所有材料混合、拌勻。
味噌沙拉醬	醋…1 大匙　味噌…1 大匙　砂糖…1/2 小匙 沙拉油…1 大匙　麻油…1 小匙	所有材料混合、拌勻。
醬油沙拉醬	醋…2 大匙　醬油…2 大匙　沙拉油…4 大匙 麻油…1 小匙	所有材料混合、拌勻。
檸檬美乃滋沙拉醬	美乃滋…3 大匙　檸檬汁…2 大匙　芥末籽…2 小匙 砂糖…1/2 小匙　鹽…1/2 小匙　沙拉油…1 大匙	所有材料混合、拌勻。
千島沙拉醬	蕃茄醬…1 大匙　美乃滋…1 大匙　醋…1 小匙 砂糖…1 小匙　鹽…適量　胡椒…適量	所有材料混合、拌勻。

蔬菜調理的基本觀念及小知識

　　蔬菜是不是一定要加熱料理？生食蔬菜好嗎？其實蔬菜雖富含各種調整體質的營養素，但亦可能在沖洗、切菜或加熱的調理過程中，讓寶貴的營養素流失。那麼，是否直接食用生菜或生菜汁最好呢？直接食用新鮮的蔬菜固然很好，但加熱的蔬菜因體積減少，可大大提高食用的分量，也不失為一項優點。接下來介紹蔬菜加熱調理的要領及小知識。

蔬菜調理的要領

【 拌炒 】

炒菜時，為了讓受熱程度相同，宜將蔬菜切成一樣的大小。同時炒不同種類的蔬菜時，應從不易煮熟的較硬蔬菜開始依序放入。另外，食材放入後立即加入一小匙的食鹽，可利用滲透壓讓水分滲出，加快炒菜的速度。葉菜部分，若油炒時間過久，易使蔬菜過於軟爛，調理的時間不宜太長。

【 燉煮 】

蘿蔔或牛蒡這些較難入味的蔬菜，先加水熬煮 一段時間後再加入調味醬料。芋頭這種表皮有黏液的蔬菜，在料理前先汆燙一次，亦可有效去除黏液，讓芋頭料理的湯汁不至於太過渾濁。使用調味料的時候，應以砂糖、食鹽、醋、醬油、味噌的順序依序加入後蓋上鍋蓋，讓整體的味道得以擴散開來。因燉煮的料理會在冷卻後更加入味，因此先讓料理冷卻一次後再加熱，能讓料理的風味更佳。

【 水煮 】

在土裡慢慢生長的蔬菜，如蘿蔔、胡蘿蔔、蕪菁、牛蒡、塊莖類等，用熱水慢慢水煮能讓食材更加軟爛，散發原始甜味。另一方面，菠菜、小松菜、高麗菜、白菜、蘆筍、毛豆等這些在地表生長的蔬菜，應由莖部等較硬的部分開始放入滾水中水煮。水煮綠色蔬菜時，可加入一小匙食鹽，讓顏色保持鮮豔。

【 油炸・火烤 】

油炸或火烤一些較硬、較難完整受熱的食材，如胡蘿蔔、牛蒡等，應先切細，或用刀具順著紋理劃出切口與縫隙，讓食材可均勻受熱。另外，若食材殘留水分，油炸時易造成熱油濺出，十分危險，因此油炸前應先以廚房紙巾充分將水分拭乾。

攝取蔬菜完整營養的要領

【 黃綠色蔬菜應與油脂一起烹調 】

胡蘿蔔、南瓜、青花菜、蕃茄等黃綠色蔬菜皆含有胡蘿蔔素，而胡蘿蔔素與油脂一起烹調能提高身體的吸收率，且因胡蘿蔔素屬於較耐熱的營養素，與油脂一起加熱烹調後，人體能更有效率地吸收蔬菜的營養。

【 維生素C是一種容易遭到破壞的營養素 】

蔬菜與水果所富含的維生素C在蔬果切開之後，便會隨著時間慢慢流失。除了以大量的水沖洗切開的蔬果會造成維生素C流失外，加熱烹調的過程亦會使維生素C遭到破壞。為有效吸收維生素C，應盡量直接食用新鮮、未經烹調的蔬果，或留意浸泡及水煮時間不宜過久。

【 將塊莖類製成燉煮或湯類料理　並連同湯汁一起食用 】

另一方面，塊莖類雖然也含有豐富的維生素C，但因有澱粉包覆，因此比其他含有維生素C的蔬果耐熱。製成燉煮料理或湯類料理時，建議連同湯汁一起食用，以充分攝取完整且珍貴的營養素。

【 毫不浪費　善用食材的每一個部位 】

有人說，蔬菜的一身都是寶（蔬菜沒有不能吃的地方）。例如，我們處理菠菜時，常將沾有泥巴的根部丟棄，但其實菠菜的根部富含豐富的鐵質，營養價值甚高，建議花點心思清洗，連同根部一起做成美味的料理。另外，蘿蔔的外皮亦聚集了許多營養素，建議可做成金平料理，善用食材的每一個部分，不但環保更有益健康。

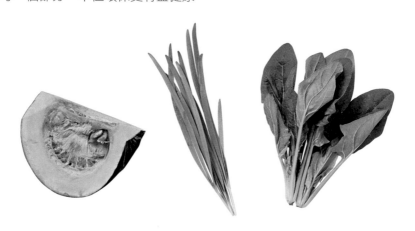

蔬菜刀工看這裡

◉ 切片	從前端開始將蔬菜切成固定厚度的薄片。圓球狀的食材可直接切成圓片，或先對半切後再切成薄片。厚度雖無一定的標準，但一般約為2公釐左右。又稱為「薄切」。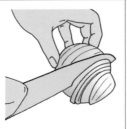	◉ 切圓片	將圓柱形的食材，以菜刀與砧板垂直的角度切成厚度相同的圓片。厚度可依食材的種類與特性調整，無一定的標準。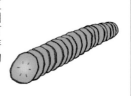
◉ 切細段	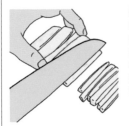將已切成薄片的食材再切成4～5公分的細段狀。厚度約介於切細絲與響板切之間。適用於金平料理等講究咀嚼口感的食材。	◉ 碎末切	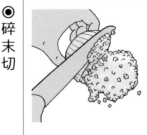將食材切成碎末狀的切法。常用於洋蔥或胡蘿蔔等食材，但不同的食材的切入順序可能有所差異。切成較粗的碎末時，稱為「粗碎末切」。
◉ 切細絲	比切細段切得更細的切法。厚度約1～2公釐，長約4～5公釐。可讓食材的口感吃起來比細段切來得軟嫩。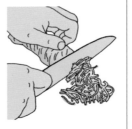	◉ 小口切	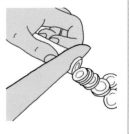從前端將細長狀的蔬菜切成厚度相同的大小，多適用於小黃瓜、蔥等食材。作為蕎麥麵辛香佐料的蔥，就是採用此種切法。切小黃瓜時，也可稱為切圓片。
◉ 半月切	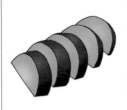先將圓柱形的食材對半切，再把切口處朝下，以菜刀與砧板垂直的角度從前端開始將食材切成相同的厚度。切出來的形狀似半月形而得名。厚度可依食材的種類與特性調整。	◉ 銀杏切	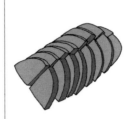將半月切的食材再對半切的切法，因形狀與銀杏相似而得名。厚度可依食材的種類與特性調整。
◉ 短冊切	因切出來的形狀與日本短冊相似而得名。將長約4～5公分，寬約1公分的長方形食材以2公釐左右的厚度依序切下。此切法可讓食材較易煮熟，適合用來處理煮湯或熱炒的食材。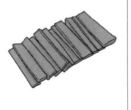	◉ 響板切	切成如響板般的四角長柱狀。長約4～5公分，寬約1公分，但厚度約7公釐～1公分左右，比短冊切厚。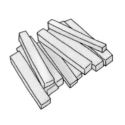

食譜裡可見許多不同的切法名稱，在此介紹其中20種常見的切法。讓我們靈活運用並掌握每種切法的要領來提升料理的技巧吧！

◉ 梳形切	先將圓球狀的蔬菜對半切，再從中間切成數等分。因形狀與梳子相近而得名。切面積較大。	◉ 骰子切	將食材切成邊長約1公分的骰子形（正立方體）。先將食材以響板切的方式切成長柱狀，再切成1公分厚度的大小。切成大型的正立方體可稱為四角切。

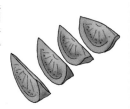
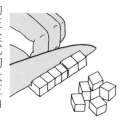

◉ 四角切	將食材切成骰子狀的切法。切法與骰子切相同，但體積較大。大小可依食材的種類與特性調整。	◉ 斜切	將食材斜切。常用來切細長狀的食材，如小黃瓜、蔥等，能拉長切斷面，使表面積增大。以斜切的方式將食材切成薄片，稱為「斜薄切」。

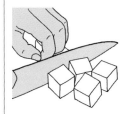
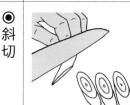

◉ 隨意切	主要指以3～4公分的間距隨意地切下高麗菜或白菜等葉菜類，其餘食材若以此種切法處理，一般稱為「切段」。適合處理拌炒或火鍋類的食材。	◉ 切段	不拘泥形狀，隨意將食材切段。將食材切成一段一段而取此名稱。主要適用於切肉或切魚時使用，也適用於切蔥。

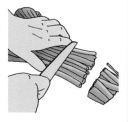
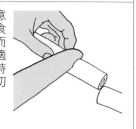

◉ 滾刀切	以45度的角度入刀，將蔬菜切成形狀不規則、但大小仍相同的切法。切棒狀的蔬菜時，邊切邊旋轉菜刀的角度，又稱為「滾刀塊」。	◉ 削切	處理白菜底部或香菇等有厚度的食材時，可採用此切法。菜刀以將近與桌面平行的角度斜切入刀，再往內側拉，將食材切開。

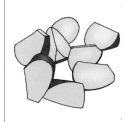
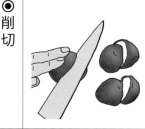

◉ 厚切	將胡蘿蔔或馬鈴薯等食材切成橄欖球狀時的切法。夏多布里昂牛排（一種在網子上烤的厚切牛排）的馬鈴薯配料就是切成此種形狀。	◉ 削片	切下的形狀呈葉狀。適用於牛蒡或胡蘿蔔等細長狀的蔬菜。一邊慢慢轉動食材，一邊以菜刀將食材削成薄片狀。

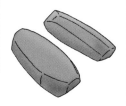
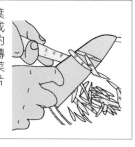

包裝 & 乾燥 延長蔬菜美味期的祕訣

　　隨著近年來小家庭及單身居住人口的增加，包裝蔬菜及乾燥蔬菜等蔬菜加工製品也愈來愈常見。

　　包裝蔬菜及乾燥蔬菜與一般蔬菜的流通方式不同，是經過加工業者加工過後所販賣的產品。近年來，由農戶自行參與加工，從生產、流通至販賣皆一貫化的「6級產業化」（6級產業化的詳細介紹請參閱P149）逐漸受到矚目。讓我們善用這些充分運用蔬菜特性所生產的加工品，來豐富、充實日常的蔬菜生活。

◉ 適合保存蔬菜的溫度為何？

蔬菜會分泌一種叫「乙烯」的植物激素，來刺激種子發芽、抑制莖梗生長，並促使果實成熟。也就是說，要保持蔬菜新鮮，其中重要的一點就是不讓會促使蔬菜生長老化的「乙烯」增加。因此，將蔬菜保存在不受陽光照射的陰暗處，以及低溫2～5℃的地方最為理想。

現在的住宅多為氣密性佳、能讓室溫保存在一定溫度的建築。因此，像以前那種「將蔬菜保存在陰涼處」的方法已不太適用，現在，基本上大部分蔬菜放入冰箱的蔬果室中保存即可。

有多樣蔬菜混合的包裝
蔬菜需要標示原產地嗎？

在日本，包裝蔬菜（混合型）中最常見的蔬菜即是高麗菜，大約占全部的三成。冷凍蔬菜最常見的蔬菜是炸薯條用的馬鈴薯，約占全部的近四成。

由於包裝蔬菜（混合型）是各種蔬菜加工過後的產品，因此不需標示原產地。大部分的人可能會以為包裝蔬菜（混合型）大多使用進口蔬菜，但其實進口蔬菜約只占兩成，且多為洋蔥。

但是，如果包裝蔬菜只有一樣蔬菜，就必須在包裝上標明原產地。例如，生鮮賣場所販賣的「整顆高麗菜」、「冷凍高麗菜」以及「高麗菜絲」等，就必須清楚標示原產地，購買前可多加留意。

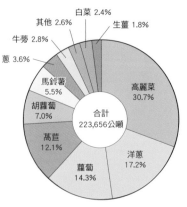

一年當中包裝蔬菜原料使用比例
（取數量前10名的種類）

白菜 2.4%
其他 2.6%
生薑 1.8%
牛蒡 2.8%
蔥 3.6%
馬鈴薯 5.5%
胡蘿蔔 7.0%
萵苣 12.1%
蘿蔔 14.3%
洋蔥 17.2%
高麗菜 30.7%
合計 223,656公噸

來源：日本農畜產業振興機構 平成25年（西元2013年）1月

◉ 濃縮的蔬菜真美味！乾燥蔬菜

蔬菜在太陽底下曬乾後，水分及體積都會縮減，濃縮會使得蔬菜的甜味增加、鮮味熟成，變得更加美味。食用乾燥蔬菜的好處，除了能吃下連同外皮及葉子一起的整顆蔬菜，讓營養價值不打折外，也能延長保存期限。

提到乾燥蔬菜，大多人腦海浮現的都是香菇及蘿蔔乾，但其實只要不是水分過多的蔬菜，都可以製成乾燥蔬菜。

自己製作乾燥蔬菜的時候，盡量將剖面切得大一點，並以不互相碰觸的距離分散擺放在竹篩或網子上，放置於日照及通風良好的地方乾燥。除了日曬風乾外，也可使用微波爐或烤箱來製作乾燥蔬菜。

目前市面上也販賣許多乾燥蔬菜的加工食品，不論是為了製成乾燥蔬菜而專門栽培的農作物，還是形狀特殊的乾燥蔬菜，這些充滿巧思的乾燥蔬菜產品陸續推出，漸漸融入在我們的生活中。

一般家庭製作乾燥蔬菜的方法

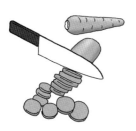

① 將蔬菜清洗後用廚房紙巾把水氣吸乾，若需要切片時，應切成一樣的厚度。

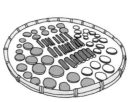

② 切好的蔬菜以不互相重疊的方式排列在竹篩上。

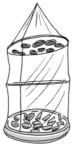

③ 在天氣晴朗的上午十點到下午三點將蔬菜放在通風良好的地方曬乾。（只曬幾小時的半乾狀態亦可。夏天大約曬一天、冬天曬兩天。）曬菜用掛網是十分便利的工具。

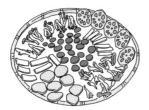

④ 若要久放保存，須從裡到外將整片蔬菜曬乾。

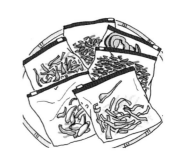

⑤ 曬完後，將乾燥蔬菜與乾燥劑放在一起密封保存。

- -

延長蔬菜保鮮這樣做

　　每一樣農戶精心栽培的蔬菜，都是由配送或販賣相關人員細心地以低溫配送（冷凍冷藏供應鏈）等方式運送，最後才來到我們的手中。畢竟蔬菜在新鮮的狀態下是最美味的。接下來我們將介紹幾項讓蔬菜吃起來更美味的保存方法。

　　首先，我們該對蔬菜有個基本的認識，就是「蔬菜是有生命的」。採收過後的蔬菜仍是持續呼吸、保有生命狀態的食材。在一般家庭所處理的食材中，這算是較少見的一項特徵。因此，若以生物的角度來聯想讓蔬菜保持新鮮的方法，那麼降低蔬菜的活動量，就是延長保鮮的方法了。

◉ 適合保存蔬菜的溫度為何？

蔬菜會分泌一種叫作「乙烯」的植物激素，來刺激種子發芽、抑制莖梗生長，並促使果實成熟。也就是說，要保持蔬菜新鮮，其中重要的一點就是不讓會促使蔬菜生長老化的「乙烯」增加。因此，將蔬菜保存在不受陽光照射的陰暗處，以及低溫2～5℃的地方最為理想。

現在的住宅多為氣密性佳、能讓室溫保存在一定溫度的建築。因此，像以前那種「將蔬菜保存在陰涼處」的方法已不太適用，現在，基本上大部分蔬菜放入冰箱的蔬果室中保存即可。

◉ 原產地在熱帶或副熱帶的蔬菜以「室溫」保存

但是，當中有些蔬菜冷藏過後，會發生表面出現黑褐色、質地發軟等「低溫傷害」的現象，那就是原產地在熱帶或副熱帶地區的蔬菜。一般來說，蔬菜適合保存在與生長環境相近的狀態，因此，在炎熱國家所生長的蔬菜，較不適合低溫寒冷的環境。

如芋頭、馬鈴薯、茄子、小黃瓜、青椒、南瓜等蔬菜，便建議保存於10～14℃左右的「室溫」狀態下，而非放入冰箱冷藏。然而，若在室內易處高溫狀態的炎炎夏日裡，建議還是將上述食材放入冰箱冷藏，並盡早吃完。

此外，因切過的蔬菜較易產生「乙烯」，因此切過的蔬菜必須先以保鮮膜或保鮮袋包裹後，才放入冰箱冷藏保存。

◉ 切過的蔬菜裝入保鮮袋後放入冰箱冷藏

對蔬菜來說，切過的地方就像「傷口」一樣，會產生「乙烯」。因此，切過的蔬菜一定要用保鮮膜或保鮮袋密封後放入冰箱冷藏。

但也有一些蔬菜，即使尚未切過，也不適合處於乾燥的環境。

如芹菜、荷蘭豆、莢豌豆、蕃茄、小黃瓜、青椒、苦瓜、玉米、鴻喜菇、舞菇、青花菜等。由於冰箱是非常乾燥的環境，因此即使上述的蔬菜完好無缺，也應先放入保鮮袋後再冷藏。

◉ 菜心的部分獨立切下保存

有些蔬菜碰觸刀具的金屬後會產生變化。應該不少人遇過將切過的萵苣放入冷藏庫後，過不久竟發現切口處呈現褐色狀態的經驗吧！那是由於切開後的萵苣所產生的多酚與菜刀的金屬產生氧化反應的關係。因此，處理萵苣時，應用手撕下需要烹煮的量，剩餘的食材再放入保鮮袋保存即可。

此外，萵苣及高麗菜等有菜心的蔬菜，建議把菜心挖空後，以沾濕的廚房紙巾完整包覆在菜心切口處，再裝入保鮮袋放入冰箱冷藏。因蔬菜的菜心處十分需要水分，這個小技巧可讓蔬菜的保鮮期限拉長。當然，去除萵苣的菜心時，仍然建議用手挖開，而不要使用刀具。

◉ 將蔬菜的根與葉切開，分別保存

蘿蔔、胡蘿蔔、蕪菁等附有根、葉的蔬菜，建議買回來後，立刻將葉子與根部切除、分別保存。因蔬菜在採收過後仍持續成長，若葉子未切除，將會持續從根部吸取水分及養分，導致根部的風味不佳。另外，因葉子久放會導致變色、不耐保存，建議切除後盡快料理、盡早食用。

第 8 章 ◉ 了解蔬菜 更進一步

淺談蔬菜的營養素 & 機能性成分

　　前幾篇章節已介紹了許多蔬菜的特徵及調理技巧，接下來將開始了解蔬菜的營養素與機能性成分。蔬菜除了是提供維生素及礦物質重要的食材，也包含許多能預防生活習慣病的機能性成分。

營養素

　　蔬菜富含維生素及礦物質等珍貴的營養素。維生素及礦物質在維持我們生命活動的同時，也是調整體質不可或缺的營養成分。地球上所有的元素，除了氫、碳、氮、氧以外，都可稱為礦物質。

維生素

> 水溶性維生素，如維生素C等，因不耐高溫，營養成分易因加熱而流失，因此適合以生菜沙拉的形式攝取。而脂溶性維生素，如維生素E等，較耐高溫的環境，因此以品質優良的油脂拌炒，能提高人體的吸收效果。

◉ 維生素 A

維生素 A 主要用來維持皮膚與黏膜的健康，也是維持眼睛健康（維持視力）不可或缺的營養素。若缺乏維生素 A，會造成皮膚及黏膜乾燥，甚至影響成長期的骨骼與神經發展。維生素 A 主要包含於動物肝臟及海鮮類中，但蔬菜亦富含能在人體內轉換成維生素 A 的原維生素 A（如 α- 胡蘿蔔素、β- 胡蘿蔔素等）（參考 P136）。因維生素 A 是屬於透過溶於油脂來吸收的維生素，因此烹調的關鍵在於加入適度的好油。

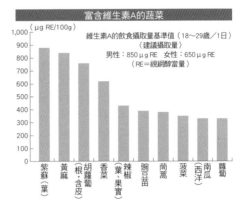

◉ 維生素 B1

維生素 B1 屬於水溶性維生素，是將體內醣類轉換成能量的過程中所必要的維生素。若攝取過多醣類，而維生素 B1 不足，會形成體內的乳酸堆積，而產生疲勞感。過去社會因人們攝取的維生素 B1 不足，曾流行過一種因缺乏維生素 B1 而造成手腳麻痺、全身倦怠的「腳氣病」，但有偏食習慣的現代人，也可能發生這些症狀。除了豬肉、糙米外，豌豆、毛豆及蠶豆等豆類蔬菜亦含有豐富的維生素 B1。

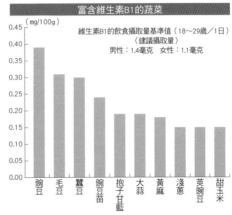

◉ 葉酸

葉酸屬於維生素 B 群的一種，是形成 DNA必要的維生素。懷孕時期若缺乏葉酸，可能會造成新生兒脊柱裂或無腦畸形症等先天性畸形，是不可或缺的營養素。成人若缺乏葉酸，亦容易導致口腔潰爛、胃潰瘍、十二指腸潰瘍及貧血等症狀。富含葉酸的蔬菜包含油菜、毛豆及黃麻等，但葉酸容易因陽光照射而遭到破壞，因此保存時應避開陽光照射。

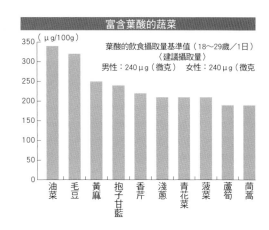

◉ 維生素 C

維生素 C 是生成膠原蛋白重要的維生素，若攝取不足，造成細胞間的黏著不佳，易導致微血管出血或骨質疏鬆等問題。此外，維生素 C 亦有提高吸收鐵、鋅效果的功能，能有效預防貧血。具有很強的抗氧化力，有助於提高免疫力、預防傳染病及胃癌。因維生素 C 屬於水溶性維生素，容易在烹調過程中流失，因此不宜將含有維生素 C的蔬菜長時間浸泡水中，燉煮成帶湯的料理時，也應連同湯汁一起食用，才能攝取完整的營養。

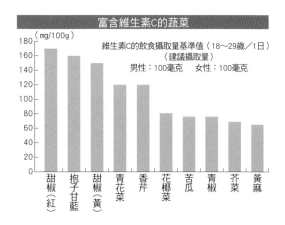

◉ 維生素 K

維生素 K 是促成血液凝固重要的維生素，若攝取不足亦導致止血困難。維生素 K 與鈣一樣，皆是骨骼形成過程中重要的營養素，停經後的女性骨密度快速下降，應積極攝取。此外，因嬰兒無法自行合成維生素 K，易導致罹患維生素 K 缺乏症，因此哺乳中的母親需特別留意維生素 K 的攝取。除了香芹、紫蘇、豌豆苗、菠菜等黃綠色蔬菜外，紫菜及裙帶菜亦富含維生素 K。

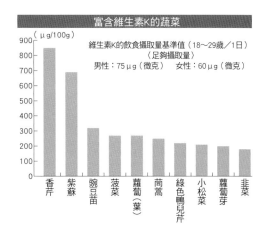

● 維生素 E

維生素 E 具有很強的抗氧化作用，能抑制細胞膜被氧化以防止細胞老化。此外，亦有助於改善血液循環，緩和因末梢血液循環障礙造成的手腳冰冷、麻痺、肩頸僵硬及頭痛等症狀。維生素 E 富含於辣椒、黃麻、南瓜等黃綠色蔬菜。與維生素 A（α-胡蘿蔔素）、維生素 C 一同攝取，能有效發揮更好的抗氧化效果，攝取營養時，務必謹記「王牌級營養素——維生素ACE」（參考 P94）。

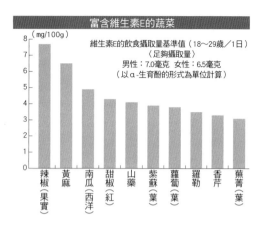

富含維生素E的蔬菜
維生素E的飲食攝取量基準值（18～29歲／1日）
〈足夠攝取量〉
男性：7.0毫克　女性：6.5毫克
（以α-生育酚的形式為單位計算）

礦物質

每個礦物質皆有其功能及作用，但也可相互結合、影響後，發揮不同的功能。意即根據不同的礦物質組合，可能提高吸收的效果，反之也可能阻礙吸收。

● 鈣

人體內的鈣，約有 99% 包含於骨骼與牙齒中，剩餘的 1% 則分布在血液、體液、肌肉及神經等部位。分布的範圍雖廣，卻是日本人普遍容易攝取不足的礦物質。鈣是一種容易受其他營養素影響吸收率的礦物質，攝取脂肪含量不高的優良蛋白質或維生素 A、維生素 C、維生素 D，能提高鈣質的吸收率；相反地，若攝取食品添加物所含的磷或咖啡因，則會阻礙鈣質的吸收。富含鈣的蔬菜包含辣椒、香芹、蘿蔔（葉）等。

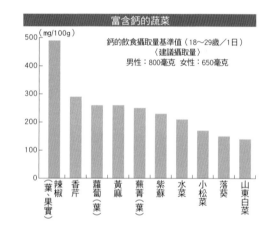

富含鈣的蔬菜
鈣的飲食攝取量基準值（18～29歲／1日）
〈建議攝取量〉
男性：800毫克　女性：650毫克

● 鉀

鉀與鈉皆是與細胞滲透壓的調節及細胞活化有關的礦物質，若於日常飲食中攝取過多的鹽分（鈉），鉀會連同過多的鈉一同排出體外。鉀能夠協助將鈉排出體外，因此鉀是改善及預防高血壓重要的礦物質。此外，鉀亦具有利尿的功能。香芹、辣椒及菠菜等皆是富含鉀的蔬菜。

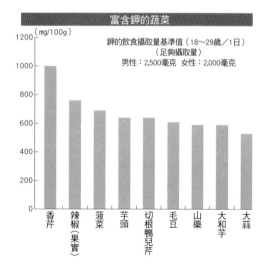

富含鉀的蔬菜
鉀的飲食攝取量基準值（18～29歲／1日）
〈足夠攝取量〉
男性：2,500毫克　女性：2,000毫克

鐵

鐵是製造血液中血紅素的重要礦物質，人體所吸入的氧氣會透過血紅素輸送至全身。因此，若身體出現缺鐵狀況，無法順利供給氧氣給細胞，則會產生疲勞、頭痛、專注力不足及貧血等問題。鐵可分為動物性食品中含有的血基質鐵（heme iron）及蔬菜等植物性食品中含有的非血基質鐵（non-heme iron）。因非血基質鐵的吸收率較低，因此建議與維生素 C 一同攝取，以提高吸收率。香芹、蘿蔔（葉）等皆是鐵質含量豐富的蔬菜。

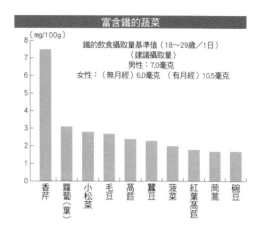

富含鐵的蔬菜

(mg/100g)

鐵的飲食攝取量基準值（18～29歲／1日）
〈建議攝取量〉
男性：7.0毫克
女性：（無月經）6.0毫克 （有月經）10.5毫克

香芹／蘿蔔（葉）／小松菜／毛豆／萵苣／鴨兒芹／菠菜／紅葉萵苣／茼蒿／碗豆

機能性成分

從蔬菜、魚類到肉類，我們在日常生活的飲食中，攝取了各式各樣的營養素及非營養素。接下來將介紹當中一些具有防止老化、抑制癌症及提高免疫力等效果的機能性成分，透過提升健康知識並具體實踐，來為自己的健康加分。

膳食纖維

膳食纖維指的是碳水化合物中人體的消化酵素所無法消化的成分，稱為第六大營養素，具有許多作用與機能，並依據是否可溶於水，分為水溶性膳食纖維與非水溶性膳食纖維兩種，功能上有些許不同。目前日本人平均每日所攝取的膳食纖維約不足5克。

膳食纖維可大致分為水溶性膳食纖維與非水溶性膳食纖維兩種，水溶性膳食纖維指的是易溶於水的膳食纖維，如蔬菜富含的果膠及海藻類所含有的海藻酸等，皆屬於水溶性膳食纖維。膳食纖維是腸道內好菌的食物，同時能抑制壞菌增生，改善腸內細菌平衡、維持腸道健康。膳食纖維亦能延緩各種營養素的吸收，因此能預防血糖值的急速上升及抑制膽固醇的增加。

另一方面，非水溶性膳食纖維是不溶於水的膳食纖維，如植物細胞壁成分之一的纖維素，以及富含於螃蟹殼的甲殼素等。非水溶性膳食纖維吸收水分後會膨脹、刺激腸壁，進而促進腸道蠕動，幫助排便。

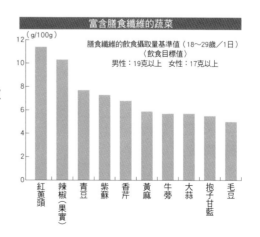

富含膳食纖維的蔬菜

(g/100g)

膳食纖維的飲食攝取量基準值（18～29歲／1日）
〈飲食目標值〉
男性：19克以上 女性：17克以上

紅蔥頭／辣椒（果實）／青豆／紫蘇／香芹／黃麻／牛蒡／大蒜／抱子甘藍／毛豆

日本的「國民健康‧營養調查」指出，隨著飲食生活結構的改變，二戰後國民所攝取的膳食纖維持續下降。不僅是成人，連兒童及青少年也出現因膳食纖維攝取不足而便祕等煩惱。富含膳食纖維的蔬菜，包含辣椒、青豆、紫蘇及香芹等。飲食時，可搭配其他有助改善腸道環境的發酵食品，如味噌、納豆、醃漬物等，有效率地從蔬菜當中攝取足夠的膳食纖維。

多酚

多酚是含於食物性食品中的色素、香氣及苦澀成分的化學物質，由植物光合作用所生成的醣類之部分變化而成。因多酚具有各種維持健康機能的作用，因此稱為「植物化學成分（Phytochemical）」，列為第七大營養素，受到很高的評價，也是目前十分受到重視的食品成分。

多酚原本是植物為了在嚴酷的生態環境下抵禦外敵、自我保護而生成的物質。因含有良好的抗菌及抗氧化作用，藉由飲食攝取這些營養成分，能達到維持及促進健康的效果。此外，也能藉由多酚品嘗食材獨特的苦澀味及風味。

◉ 芹菜苷（apiin）
具有促進食慾的效果

主要包含於芹菜或香芹等蔬菜中，能降低煩躁情緒及不安感，使精神安定。亦能消除肉類及魚類的腥臭味，達到促進食慾的效果。

◉ 綠原酸（chlorogenic acid）
預防癌症及老化

主要包含於牛蒡及茄子等蔬菜中，因具有抗氧化作用，有助於達到預防癌症及老化的效果。此外，亦能阻礙因日曬導致的黑生素生成，以及促進肝臟內的脂肪燃燒等。

◉ 山萵苣苦素（lactucopicrin）
調節自律神經平衡

主要包含於萵苣及苦苣等蔬菜中，具有調節自律神經平衡、鎮靜及促進睡眠的效果。亦能提高肝臟及腎臟的機能，達到增進食慾的功效。

◉ 花青素（anthocyanidin）
改善眼睛疲勞

主要包含於紅紫蘇、紫甘藍、茄子及西瓜等蔬果中，能提升眼睛機能及改善眼睛疲勞。因具有很強的抗氧化作用，亦能預防癌症及各種生活習慣病。

◉ 槲皮素（quercetin）
預防動脈硬化

主要包含於洋蔥、紅蔥頭等蔬菜中，具有抗氧化及抗發炎作用，能抑制癌症發生及預防動脈硬化。亦能強化微血管的韌性，以及抑制脂肪的吸收等。

◉ 芸香苷（rutin）
增加微血管強度

主要包含於羽衣甘藍、菠菜及蘆筍等蔬菜中，因具有強化微血管的功能，能預防動脈硬化等生活習慣病的發生。

◉ 異黃酮（isoflavone）
預防骨質疏鬆症及手腳冰冷

主要包含於大豆、蠶豆等豆類食品當中，具有與女性激素的雌激素類似的作用，有助於緩和更年期症狀，以及預防骨質疏鬆症及手腳冰冷等。

◉ 薑辣素（gingerol）
幫助消化及吸收

主要包含於生薑中，具有很強的抗氧化作用，能有效預防癌症、動脈硬化及老化等。亦能促進胃液分泌，幫助人體吸收與消化，並促進血液循環。

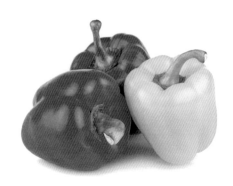

類胡蘿蔔素

> 與多酚一樣，類胡蘿蔔素也是稱為「植物化學成分」的第七大營養素，十分受到關注。雖然可透過營養補充品的形式攝取，但因此類營養素具有蓄積性，若大量攝取反而會對健康造成危害，不可不慎。建議從蔬果當中攝取為佳。

　　類胡蘿蔔素主要是植物裡所含的黃色及紅色等天然色素，種類有將近600種。因具有抗氧化作用，能負責一部分去除體內活性氧類（自由基）的功能，有助於預防癌症，因此十分受到重視。

◉ α- 胡蘿蔔素、β- 胡蘿蔔素（α-Carotene、β-Carotene）

防止細胞老化

是一種富含於胡蘿蔔、菠菜及南瓜等黃綠色蔬菜當中的色素，具有抗氧化作用，能防止細胞老化。與油脂一起烹調，能提高體內的吸收率。

◉ 蕃茄紅素（Lycopene）

紅色色素的來源

主要包含於蕃茄、西瓜等蔬果中的紅色色素。蕃茄的蕃茄紅素含量會因熟成度的不同而有所差異，全紅的成熟蕃茄與成熟蕃茄加工品的蕃茄紅素含量較多。

◉ 辣椒紅素（Capsanthin）

預防癌症及動脈硬化

為紅甜椒所含有的紅色色素，與蕃茄紅素一樣具有很強的抗氧化作用，能預防癌症及動脈硬化等生活習慣病，以及防止記憶力衰退。

◉ 葉黃素類（Xanthophylls）

具有防止眼睛老化與抗癌的作用

包含芒果、木瓜所含的玉米黃素、玉米及柑橘所含的 β- 隱黃素，以及菠菜所含有的葉黃素等。

不依賴營養補充食品的生活

　　近年來，各種保健食品及營養補充食品愈來愈受到歡迎，但這種方式並不能攝取到所有必要的營養素，反而可能因為只攝取單一營養素，而造成攝取過剩的危險。

　　例如，過度攝取維生素A，可能會造成皮膚黏膜剝離、食慾不振、頭痛及肝臟功能異常等健康上的危害；過度攝取維生素D，則會提高發生高血鈣症及腎臟功能異常的機率。

　　另外，營養成分方面的知識尚未完全明朗透徹，也有研究報告的結果指出單一攝取營養成分無法有效抗癌。不論是蔬菜所含營養素的機能，還是彼此間相互的關係，都尚在研究階段，因此，不依賴營養補充食品，而由蔬菜當中攝取均衡的營養素才是最重要的。

類胡蘿蔔素家族與其代表食材	
α- 胡蘿蔔素	胡蘿蔔、菠菜、青花菜、南瓜等
β- 胡蘿蔔素	
γ- 胡蘿蔔素	蕃茄、杏子等
蕃茄紅素	蕃茄、西瓜等
蝦青素	蝦子、螃蟹、鮭魚卵等
辣椒紅素	青椒等
玉米黃素	芒果、木瓜、菠菜等
β- 隱黃質	玉米、椪柑、柑橘等
葉黃素	菠菜、玉米、蛋黃等

硫化合物

硫化合物是含有硫元素的化合物總稱。大蒜、蔥、洋蔥等百合科蔬菜的香氣成分，以及蘿蔔、高麗菜和青花菜等十字花科的辛辣味成分等，大多源自於硫化合物。其中，蒜素只有在植物細胞被破壞的情況下才會產生功用，因此食用大蒜時，切至細碎後效果較佳。

硫化合物主要含於氣味較強烈的蔬菜中。蔬菜中常見的硫化合物，包含烯丙基硫醚及異硫氰酸等，各自具有強烈的抗氧化作用、抗菌作用及解毒作用。另外，硫化合物獨特的刺激性香味亦有促進食慾的效果。

◉ 烯丙基硫醚（蒜素及其他）
◉ 異硫氰酸

「烯丙基硫醚」包含在洋蔥、蔥、韭菜、大蒜及薤等百合科蔬菜中。這些蔬菜的特徵是切下時會產生刺激性的香味。烯丙基硫醚具有使氣血通暢的效果，能防止動脈硬化，達到預防心肌梗塞及腦梗塞等生活習慣病的效果。此外，亦能去除體內的活性氧類（自由基），達到抑制癌症發生的效果。其強烈的殺菌作用，亦能抑制胃炎等發炎症狀的發生。

烯丙基硫醚類中的「蒜素」能與豬肉富含的維生素 B1 結合，結合後能延長在血液中停留的時間，幫助醣類轉化成能量，有助於消除疲勞、恢復體力。
「異硫氰酸」包含在高麗菜、青花菜及花椰菜等十字花科的蔬菜中，具有抑制異常細胞增生的效果。
因這些成分都具有刺激性，若攝取過多可能會刺激黏膜，造成腸胃疼痛。

葉綠素

因葉綠素的結構與血液色素的血基質相似，因此被稱為「綠色的血液」。葉綠素的結構與鐵結合後會轉換成紅血球及血紅素，因此具有造血的功能。另外，葉綠素也具有整腸作用，能有效整頓腸道環境。

葉綠素是富含於菠菜、韭菜及青椒等蔬菜中的綠色色素，能與類胡蘿蔔素交互作用，有助於發揮預防癌症及降低膽固醇的功效。

什麼是抗氧化作用

氧雖然是人體不可缺少的元素，但透過呼吸所獲取的氧氣因為某些因素（吸菸、紫外線、壓力等）失去電子，而失去電子的氧氣會奪取其他電子，這種狀態稱為「活性氧類」，又稱「自由基」。

當體內的活性氧類增加過多時，則會讓細胞產生發炎反應或加速老化等負面影響。抑制及消除活性氧類發生的作用稱為「抗氧化作用」，維生素A、C、E、多酚及類胡蘿蔔素等，皆具有抗氧化作用。

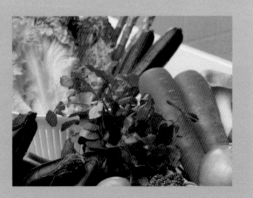

胺基酸

> 每種胺基酸都有各自的功能，也可透過營養保健食品補充需要的胺基酸。若飲食生活均衡且正常，就不須太過擔心胺基酸攝取不足，但若過度攝取單一特定的胺基酸，則容易造成免疫力低下及肝功能異常等問題，需特別留意。

胺基酸是構成蛋白質的有機化合物，約有20種。其中人體無法自行合成的胺基酸稱為必需胺基酸，共有9種（幼兒有10種），而人體可自行合成的胺基酸則稱為非必需胺基酸。

● 離胺酸
促進身體成長

主要包含於毛豆、蠶豆、青花菜、大蒜等蔬菜中的必需胺基酸，與修復身體組織有關，能促進身體成長，有助於預防嘴唇乾燥及皮膚炎等問題。

● 色胺酸
預防失眠及憂鬱症狀

主要包含於毛豆、蠶豆、菠菜等蔬菜中的必需胺基酸，是作為血清素的材料。血清素是一種具有安定精神作用的神經傳導物質，因此能有效預防及緩和失眠與憂鬱症狀。

● 天門冬胺酸
能有效消除疲勞

主要包含於蘆筍及蕃茄等蔬菜中的非必需胺基酸，具有促進能量代謝的作用，有助於消除疲勞及增強體力。

● 麩胺酸
甜味成分能增進食慾

主要包含於蕃茄、白菜及青花菜等蔬菜中的非必需胺基酸，有助於活化腦及神經的功能以及促進排尿，亦含有甜味成分，能增進食慾。

寡醣

寡醣是由葡萄糖或果糖等數個單醣所結合而成的醣類，含於牛蒡及洋蔥等蔬菜中，與膳食纖維一樣作為乳酸菌的食物，有助於整頓腸道環境。

木糖醇

主要包含於草莓、萵苣及菠菜等蔬果中，能刺激唾液分泌，使唾液中的鈣與牙釉質（琺瑯質）結合，促進牙齒再鈣化，進而有效預防蛀牙。

卵磷脂

脂肪的一種，包含在毛豆等蔬菜當中，能促進腦細胞的活化，增強記憶力及專注力。此外，亦能幫助多餘的脂肪排出體外，有助於預防生活習慣病。

黏液素

由糖與蛋白質所結合而成的糖蛋白，是一種黏液成分，包含在山藥、芋頭、秋葵及蓮藕等蔬菜中，能保護胃黏膜，並提高肝臟及腎臟功能。

S-甲基蛋胺酸（維生素U）

主要包含於高麗菜、萵苣、芹菜等蔬菜中，能強化胃腸黏膜，具有幫助消化並防止胃部消化不良等效果。

【營養與健康篇】

蔬菜品質好壞這樣看

　　日本從2014年4月開始實行食品的機能性標示制度，人們對於蔬菜機能性標示的關注度也愈來愈高。機能性標示是讓大眾了解「蔬菜對於身體具有良好機能」的一種方法。為了讓民眾了解蔬菜是否真的對於身體有所幫助，不能僅標示蔬菜一部分的微量成分所含有的機能，而是須將蔬菜的完整資訊皆標示清楚。

◉ 標示蔬菜的完整資訊

包含日本在內，全世界的先進國家對於蔬菜的要求皆是「安全」、「美味」以及「健康」。因此，就必須要有針對蔬菜這類食品一套綜合且客觀的評價指標。

Delica Foods Group（得利卡食品集團）是一家「營業用大型蔬果批發商」，主要對外食及外帶食品公司販賣及生產新鮮蔬菜及加工蔬菜。得利卡食品集團針對從產地及市場購買的蔬果，進行糖度、維生素C、抗氧化力、硝酸鹽等四個項目的分析（＝蔬菜健康檢查），17年來一共累積了25,000個以上的樣本數據，並以此為基礎，構築各種蔬菜的資料庫，比較國內外生產的蔬菜與日本國內各季節所生產的國產蔬菜之平均值差異後，將美味度、營養價值、健康機能性是否優良等資料轉化成「可具體化」的數值。

此外，因蔬菜的品種、產地、栽培方法及採收時期是確保蔬菜品質的重要資訊，因此提出了一項從產地採收到上桌前，皆能夠確保蔬菜品質的蔬菜品質評價指標，稱為「得利卡評量分數（Delica Score）」（圖①）。得利卡評量分數因為能夠作為有多樣化蔬菜需求時的評量工具，也能作為一個追求生產高附加價值蔬菜時的參考指標，因此，不但受到農林水產省、經濟產業省等政府單位的關注，也逐漸得到國家及產業界的矚目。

下一頁，將介紹有關得利卡評量分數的各個項目及詳細內容。

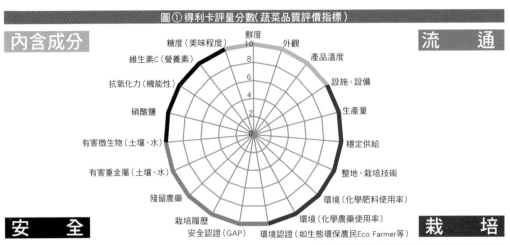

圖① 得利卡評量分數（蔬菜品質評價指標）

出處：公益社團法人日本農業法人協會農企業經營塾第659號

安　全

殘留農藥、有害微生物、有害重金屬、栽培履歷等

農產品的安全性是消費者最關心的事情，因此，必須確保農產品從農場到消費者手上這段流通過程的安全性。栽培農產品時，除了須避免農藥殘留外，還須避免 O-157 型腸道出血性大腸桿菌感染症、沙門氏菌、金黃色葡萄球菌及諾羅病毒等有害物質對農產品造成的汙染，以及汞、砷、鉛、鎘等有害重金屬對土壤及農地的入侵。得利卡評量分數（蔬菜品質評價指標）歷時多年時間，來評估農產品的來源是否有以上風險。

內含成分

糖度、維生素 C、抗氧化力、硝酸鹽等

糖度所呈現出的「美味度」，以及有益健康的「營養力」，是消費者對蔬菜最為關心的兩個項目。（圖②）
因此，除了評估蔬菜是否符合消費者所追求的「安全」、「美味」以及「健康」外，更加入糖度（Brix）、酸度、維生素 C 及 β- 胡蘿蔔素的分析，以及機能性指標，如抗氧化力（DPPH 法、ORAC 法、ESR 法）及安全性指標之一的「硝酸態氮（硝酸鹽）」，來評估及分析蔬菜的內含成分。

栽培

生產量 · 穩定供給、整地 · 栽培技術、友善環境規劃等

蔬菜的生產受氣候因素很大的影響，如何讓蔬菜一整年皆維持穩定的供給量及價格，是一項重要的課題。此外，隨著近年來農業勞動力人口的高齡化，許多優良的農業技術，如整地及栽培技術的傳承也開始出現困難。因此，思考問題的解決方式，並滿足消費者對於多樣化蔬果的需求也是十分重要的。此項指標將評估，是否能在維持農產品穩定輸出的同時，也能持續友善生態與農業環境。

流通

鮮度、外觀、產品溫度／冷藏設施 · 設備等

維持低溫與充分的濕度是讓蔬菜保持新鮮及管理生菌數最有效率的條件。但是，根據每種蔬菜特性的不同，可能也會產生因低溫或高濕度而對蔬菜造成不良影響或傷害（如部分採收後的蔬菜仍持續透過呼吸消耗養分而劣化）。為了讓蔬菜在收穫後仍保持新鮮，從產地、流通到消費者手中這段過程，應構築一道一貫式的規範方式，以評估溫度及濕度管理等項目是否完善、適切。

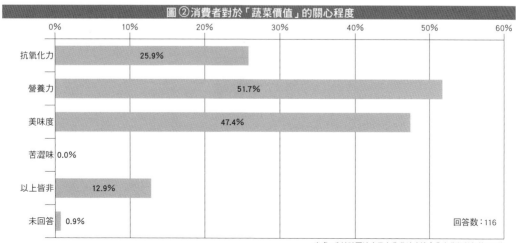

圖②消費者對於「蔬菜價值」的關心程度

抗氧化力	25.9%
營養力	51.7%
美味度	47.4%
苦澀味	0.0%
以上皆非	12.9%
未回答	0.9%

回答數：116

出處：公益社團法人日本農業法人協會農企業經營塾第659號

為什麼當季蔬菜最好吃

「當季的蔬菜最美味」、「當季的蔬菜最營養」——我們常常不經意地使用「當季」這兩個字。大家都知道每種蔬菜的產季皆不盡相同，即使是同一種蔬菜，若栽種在不同的地區，產季也會跟著改變。將這些當季蔬菜的價值轉化成「具體化」的數值後，我們便能更清楚地看到「當季」蔬菜的美味與健康價值。接下來，將具體介紹一些蔬菜的產季與其所蘊含的價值為何。

◉ 什麼是當季蔬菜？

四季鮮明的日本，每個季節都出產許多不同的蔬菜。當季的蔬菜不僅價格實惠，營養價值也相當高。根據日本「全國蔬菜供需調整機構」的說法，「當季蔬菜」是指「① 消費者於居住地，② 在最適合的時期，透過 ③ 自然耕作，並 ④ 於作物最美味的時間點 ⑤ 在新鮮的狀態下採收，兼具 ⑥ 營養豐富、⑦ 美味、⑧ 安全、⑨ 不造成環境負擔且 ⑩ 有益身體健康等特徵。」

產季在
春季、冬季　　　　　　　　洋蔥

同時兼具辛辣、甘甜與鮮味的洋蔥，是為料理增添多重美味的重要蔬菜。洋蔥的培育品種十分多元，也有許多適應在地條件所培育的品種。

洋蔥是一年四季皆常出現在餐桌上的食材，但不同季節所生產的洋蔥，其內含成分卻有著些許差異。雖然一般都認為春季生產的新洋蔥水分充足且較為甘甜，但洋蔥糖度增加的季節其實是在冬季與春季。在冬春兩季所生產的洋蔥，其抗氧化力也比夏季及秋季所生產的洋蔥強烈。儘管春季與冬季所生產的洋蔥產地各異，但由此可知，產季與洋蔥內含成分的組成有著密不可分的關聯。

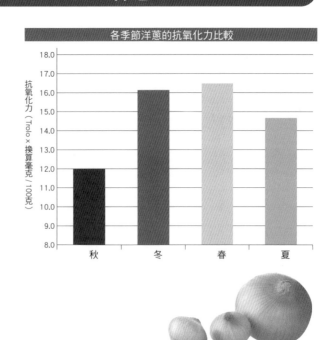

各季節洋蔥的抗氧化力比較

抗氧化力（Trolo x 換算毫克／100克）

	秋	冬	春	夏

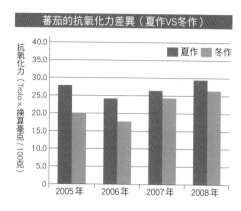

產季在
夏季

蕃茄

屬於夏季蔬菜之一的蕃茄，最有名的機能性成分是蕃茄紅素，除此之外，蕃也有強烈的抗氧化力，而且在夏季採收的蕃茄，抗氧化力高於冬季的蕃茄。

此外，在持續探究成熟度與抗氧化力之間的關係後，也可由檢測數值得知蕃茄「最佳食用時刻」為何。在炎熱的夏季，將充分接受陽光照射的蕃茄放入冰涼的冷水中冰鎮冷卻，此時冰冰涼涼的蕃茄正是其發揮營養效果最佳的時刻。美味與營養在此時能發揮最佳的效果，可以說是「當季蔬菜」最為深奧絕妙之處。

產季在
秋季

南瓜

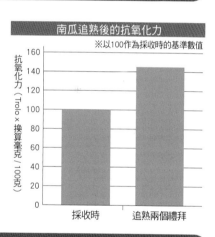

南瓜在採收後追熟約兩個禮拜，能讓澱粉與糖度達到幾乎相同的完美比例，也更能充分享受其獨特美味的「甜味」與「鬆軟感」。檢測南瓜追熟期間的抗氧化力數值後，可知南瓜在追熟時的「最佳食用時刻」，也是其機能性效果提高的時候。因此，南瓜的「當季」，不僅是澱粉轉化成糖分的時期，同時也是抗氧化力較強的時期。

產季在
冬季

菠菜

菠菜以黃綠色蔬菜當中最有營養價值的蔬菜著稱，特別的是含有類胡蘿蔔素家族的葉黃素。菠菜每100克便含有10毫克的葉黃素，是其他蔬菜5倍以上。

菠菜的產季約在冬季到春初這段時期，此時所採收的菠菜，不論維生素C等營養成分，或是糖度及抗氧化力，都比夏季的菠菜出色。此外，若採收前曾遭寒霜覆蓋，菠菜的纖維會變得柔軟，甜味也會增加。當季蔬菜的營養價值高。

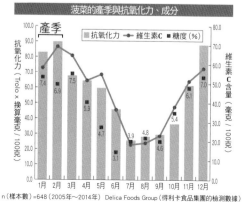

n（樣本數）=648（2005年～2014年） Delica Foods Group（得利卡食品集團的檢測數據）

第 8 章 ● 了解蔬菜 更進一步

141

【流通篇】

蔬菜與農業的親密關係

　　我們每天都能輕鬆地在蔬果店、超市、百貨公司及便利商店等場所購買新鮮的蔬菜。將蔬菜從生產者交到消費者手中這段流通過程，與許多人密切相關。接下來，將介紹日本蔬菜生產相關的現況、攝取量等消費動向，以及蔬菜從農地運送到消費者手中這段過程的方式。

◉ 占農業生產總額第 2 名的「蔬菜」

　　日本「蔬菜」的生產總額約 2 兆 2,500 億日圓（約 6,300 億新台幣），僅次於「畜產」，並占日本農業生產總額約三成（圖表①）。而支撐日本農業的「稻米」，其生產總額則達 1 兆 7,800 億日圓（約 5,000 億新台幣），排名第 3。

　　此外，日本國內所生產的蔬菜，依其生產總額所占比例，由高至低分別為蕃茄（10%）、草莓（7%）、小黃瓜（6%）、蔥（6%），以及高麗菜、蘿蔔、菠菜、萵苣、洋蔥……等，皆為日本「指定蔬菜」的品項。（有關指定蔬菜的詳細介紹在 P145）

　　日本蔬菜的供需結構中，國產蔬菜約占八成，而進口蔬菜則占不到兩成。尤其是家庭消費用的蔬菜，國產蔬菜所占的比例從 1990 年的 99.5%、2000 年的 98%，至 2010 年的 98%，始終維持相當高的比例。由此可見，日本一般家庭所使用的蔬菜，有將近 100% 皆為國產蔬菜。

　　另一方面，加工及營業用的蔬菜當中，國產蔬菜僅占七成左右。而在對蔬菜的需求部分，加工及營業用的比例則持續增加，約占整體的六成左右。進口的生鮮蔬菜當中，洋蔥約占整體的四成（其中八成為中國產），而進口的加工蔬菜部分，蕃茄則占整體的四成（其中三成為中國產）左右。

○圖表①　日本農業的生產總額（2013年）

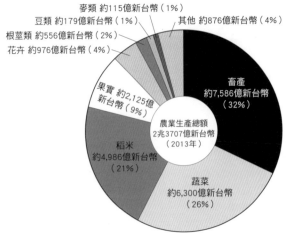

出處：日本農林水產省「生產農業所得統計」

142

◉ 蔬菜的產量持平，面臨地域差異的考驗

　　依據 2014 年的統計（概算），日本全國的蔬菜耕作面積，總共約 42 萬公頃。儘管近年來耕作面積有持續減少的趨勢，但仍大致持平，無太大波動。（圖表 ②）。此外，蔬菜的產量近年來也呈現持平狀態，年產量約 1,200 萬噸左右。（圖表 ③）

　　儘管全國整體的數值保持平穩，但大都市周圍及其他地區的部分數據卻出現極大的城鄉差異，如以農業為生的主要從農人口數，以及持有耕地卻無耕作的廢耕地面積等。（「2015 年農林業普查」）

　　此外，由耕作蔬菜的農業勞動人口統計可知，65 歲以上的農業就業人口所占的比例，從 1995 年的 29%、2000 年的 35%、2005 年的 40% 到 2010 年的 42%，高齡人口比例持續上升，顯示出農業人口已出現高齡化的趨勢。

　　目前日本農業從業人口高齡化、青壯年後繼者不足，以及棄耕地等現況，不但是全國共同面對的問題，隨著跨太平洋夥伴協定（TPP）及農地集約化的趨勢，未來的農業政策勢必將迎來巨大的轉變期。

○圖表② 　歷年蔬菜耕作面積

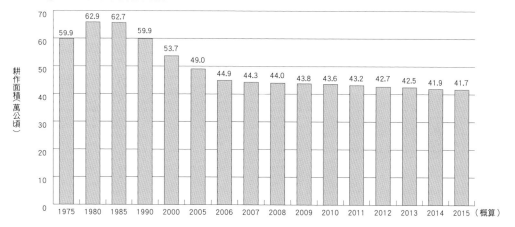

○圖表③ 　歷年蔬菜生產量

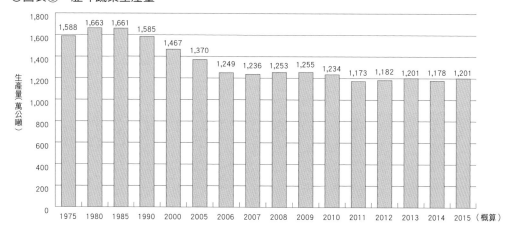

重要的蔬菜每天攝取量

◉ 各年齡層的蔬菜攝取量皆低於蔬菜攝取目標量

由歷年蔬菜消費量的圖表可知，1995 年至 2010 年的消費量呈現減少的趨勢（圖表④）。近年來的數值稍微回升，平均一人每年的蔬菜消費量約為 93 公斤左右。

各年齡層平均每人一天的蔬菜攝取量為 271.3 克，儘管隨著年齡增長攝取量也逐漸攀升，但 20 歲以上的各年齡層皆未達到一日 350 克的目標攝取量（圖表⑤）。尤其 20 代～40 代之間的攝取量明顯不足，如 20 代的 232.6 克、30 代的 248.8 克及 40 代的 244.9 克等。

○圖表④　歷年蔬菜消費量

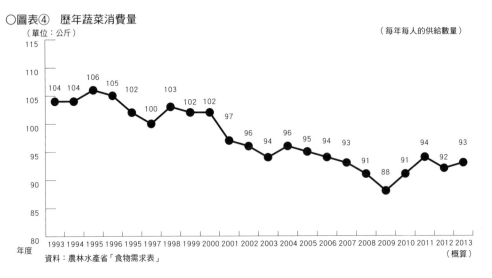

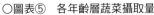
資料：農林水產省「食物需求表」

○圖表⑤　各年齡層蔬菜攝取量

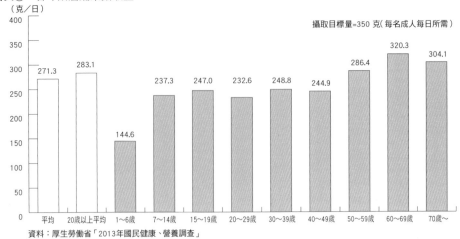
資料：厚生勞働省「2013年國民健康、營養調查」

另外，當問及「你認為每天應攝取的蔬菜量為多少？」時，約有 40% 的民眾回答 70 ～ 140 克，另有 40% 的民眾回答 210 ～ 280 克，而回答出 350 克正確答案的比例僅占 15%，由此可知，儘管「蔬菜、水果有益身體健康」的觀念已十分普及且深入人心，但一般民眾對於正確攝取量的認知仍稍嫌不足。

◉ 穩定價格的做法

　　蔬菜是一種容易受天氣影響的作物，依照每年的氣候狀況，可能出現豐收或歉收的情形。

　　因此，為能將蔬菜穩定地提供給消費者，日本政府將 14 種全國消費量多且重要的蔬菜列為「指定蔬菜」，並制定相關供給指導準則（圖表 ⑥）。生產團體依循準則方針，製作供給計畫，並安排生產與出貨等事宜。

　　例如，針對因豐收或歉收而導致的價格波動，因應策略包含在價格高漲時提前出貨，而價格跌落時延後出貨，以及實施加工用販賣、市場隔離等「緊急供需調整對策」。

　　此外，日本政府亦制定「蔬菜價格安定制度」，當主要蔬菜的價格明顯下滑時，政府將會補貼「指定蔬菜」或 35 種「特定蔬菜」的生產者差價補助金，以確保主要蔬菜的產地及出貨的穩定性。

○圖表⑥　蔬菜的品項

	葉菜類 莖菜類	果菜類	根菜類	水果類 蔬菜	其他 蔬菜	出貨量 （2012 產）
指定蔬菜 （14 個品項） 在全國流通，消費量較多的重要蔬菜	高麗菜、菠菜、萵苣、蔥、洋蔥、白菜	小黃瓜、茄子、蕃茄、青椒	蘿蔔、胡蘿蔔、芋頭、馬鈴薯			948 萬公噸 （75%）
特定蔬菜 （35 個品項） 因對地區農業振興有重要性，以指定蔬菜為標準的重要蔬菜	小松菜、鴨兒芹、青江菜、蜂斗菜、茼蒿、芹菜、蘆筍、韭菜、花椰菜、大蒜、青花菜、分蔥、薤、水菜、茗荷	南瓜、四季豆、甜玉米、蠶豆、毛豆、莢豌豆、青豆、苦瓜、獅子唐椒、秋葵	蕪菁、牛蒡、蓮藕、山藥、地瓜	草莓、甜瓜、西瓜	生薑、新鮮香菇	271 萬公噸 （21%）
其他蔬菜特產品 （44 個品項）	土當歸、抱子甘藍、黃麻、豆芽菜等	冬瓜等	慈菇、小蘿蔔等		蘿蔔芽、洋菇、紫蘇等	54 萬公噸 （4%）

註：上述記載之項目為日本「蔬菜生產出貨統計」及「地域特產蔬菜的生產狀況」所調查的項目
資料：日本農林水產省「蔬菜生產出貨統計」、「地域特產蔬菜的生產狀況」

蔬菜在市場上創造的價值

◉ 於加工及流通過程中創造附加價值的產業構造

每個家庭的生鮮食品年購買量從 1980 年的 242.8 公斤減少至 2009 年的 181.4 公斤，呈現持續減少的趨勢，30 年之間的減少幅度約 30%。探究其原因，可能與小規模家庭的增加與高齡化社會的進展有關。另一方面，隨著生鮮食品購買量的減少，調理包或外帶用包裝食品的購買量及外食次數則呈現增加的趨勢（圖表 ⑨）。

食品的購買地點則有超市、日本消費合作社、一般雜貨店、百貨公司、便利商店、通訊交易通路等方式。依據日本總務省（相當於台灣的內政部）的消費實況調查，儘管近 20 年來人們購買食品的金額減少，但人們常去的消費地點中，超市占所有消費地點的比例卻持續上升。其中，購買米、麵包等穀類食品時，至超市購買的比例占 50% 以上，而購買蔬菜及肉類時的比例更高達 70% 以上。由此可知超市已成為現代人生活中十分仰賴的地方。

此外，探討農業從生產現場至消費者手中這段期間，食品材料的實際流通情況，可知日本國內的農業生產總額約為 8 兆 5,000 億日圓（約為新台幣 2 兆 3,800 億元），但生鮮食品、加工食品及外食的最終消費總額卻高達 73 兆 5,000 億日圓（約為新台幣 20 兆 5,800 億元）。由此可知，「食品」整體的產業構造，從生產到加工、流通這段過程，可創造出超過 65 兆日圓（約為新台幣 18.2 兆）的附加價值。

○圖表⑨　生鮮食品、加工調理食品及外食占總飲食支出費用的比例變化

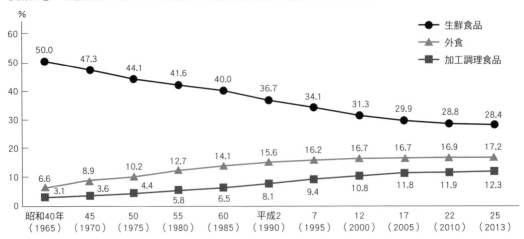

出版／出處：日本農林水產省依據總務省「家計調查」（全國二人以上家庭）的資料製作。
注：1）生鮮食品係指米、海鮮、生鮮肉類、蛋、新鮮蔬菜、新鮮水果等。
　　2）1995 年以前的數據不包含農林漁業家數。

◉ 兼具穩定性與決定價格功能的「批發市場流通」

那麼，於產地所生產的蔬菜，在到達消費者手中這段期間，到底經過怎樣的流程呢？

蔬菜的收穫量受天候等自然條件影響甚鉅，為了讓新鮮度易下降的蔬菜能穩定地供應給消費者，而出現的因應機制就是所謂「批發市場」（圖表 ⑩）。

透過批發市場的流通過程，首先，全國各地所生產的蔬菜，會經由農業生產組合（編按：日本經營信用事業的一種合作組織）、農業合作社、產地仲介業者（運販商）運送至果菜批發市場。批發業者接收這批抵達市場的蔬菜後，按照項目、等級分門別類，連同紙箱排列在批發拍賣場。其後，雙方經由「競標」、「投標」或「直接交易」等方式，讓批發仲介業者與其他競標業者透過鑑定蔬果大小、品質來決定是否交易。批發仲介業者將於批發市場以競標等方式購買的蔬果，運送至自己的店內，再將這些蔬果賣給零售為主的蔬果店、餐飲店、超市等地方。這些零售店、餐飲店再將從批發仲介業者購買的蔬果，陳列在自己的店內販賣，或加工處理後，最後交到消費者手中。

由批發市場所主導的流通方式，不但能提供穩定且齊全的商品，更能完善集貨、理貨及出貨的物流機能，同時也具有決定市場價格的功能。如果沒有一套能夠反映市場供需、迅速且透明公正的價格決定機制，難以得知商品的市場行情，則容易使市場價格處於不穩定的狀態。

日本全國各地皆有具上述功能的批發市場（中央批發市場、地方批發市場、其他類型批發市場），例如以蔬果部及花卉部交易規模第一著稱的「東京中央批發市場 大田市場」，一日的交易量就可達 3,600 公噸，交易金額更可達 9 億 9,700 萬日圓（約新台幣 2 億 7,900 萬元）（2014 年）。

○圖表 ⑩　批發市場數量、交易金額、市場相關業者數

	市場數	交易金額（新台幣億元）	批發業者數	批發仲介業者數	買賣參加者數
中央批發市場	67（40 都市）	10,966	171	3,665	27,409
蔬果	53（38 都市）	5,370	73	1,453	12,884
水產物	36（30 都市）	4,484	57	2,036	4,017
食用肉類	10（10 都市）	693	10	73	1,792
花卉	18（14 都市）	355	23	88	8,163
其他	5（5 都市）	64	8	15	553
地方批發市場	1,105（其中 154 為公營）	8,923	1,309	2,644	113,625

資料：日本農林水產省食料產業局食品製造批發課調查

直接跟小農買 從產地到餐桌

◉ 變動中的流通方式，「市場外流通」將持續發展

儘管過去蔬菜的流通方式，多以批發市場流通的方式為主，但隨著現代社會經濟條件及技術革新等變遷，近年來也出現各種不同的流通方式（圖表 ⑪），這種流通的方式就稱為「市場外流通」。

市場外流通最容易理解的方式，即為消費者直接向生產者購買食材的「直接販賣」。例如，產地的朝市（早市）及生產者的直營所就屬此類型。於「道路休息站」等場所常見的產地直營所，因為距離產地較近，所販賣的蔬菜一般較為新鮮且便宜，因此十分受到民眾歡迎，稍有名氣的店鋪甚至會在中午前就出現缺貨的狀況。

許多生產者也開始經營網路商店，這種由生產者以宅配方式將生產品直接寄送至消費者手中的通訊交易通路也愈來愈廣泛。

此外，生產者、生產團體及集貨業者等出貨者，也可不透過批發市場，直接與量販店或零售業者簽訂相關販賣契約，或與食品製造公司、餐廳或食品加工業者簽訂食材及加工原料的供給契約等。未來這種不透過市場的流通形態，預估將會走向更加多元的趨勢。

○圖表⑪　蔬菜的流通方式

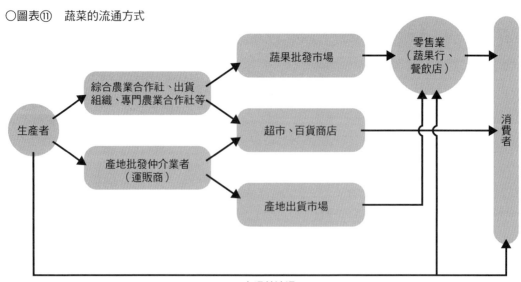

148

◉ 值得期待的農業 6 級產業化

　　隨著蔬菜流通產業的進程，近年來，逐漸受到矚目的便是農業的「6 級產業化」。

「6 級產業化」是指農業的範圍不單只侷限在負責生產的 1 級產業，更包含加工的 2 級產業以及服務銷售的 3 級產業，透過將 1 級到 3 級產業結合成一體化的產業，擴展及提升農業的各種可能性〔1 級（生產）X2 級（加工）X3 級（販售）=6 級產業化，圖表 ⑫〕。

2010 年 2 月，政府制定了「農林漁業者活用地區資源開創出新事業以及促進地區農村漁產物利用之相關法律（6 級產業化、地產地消法）」，這是政府為了給予從事農業者及其組織團體創造新事業的支援所制定的法律，農林漁業者為改善經營情況，須製作綜合化事業計畫書，一旦計畫書獲得認可通過，則成為該法律所設定的對象，獲得相關補助金及資金等。

截至 2016 年 2 月 29 日止，綜合化事業計畫經認定的件數達 2,100 件以上，以農林水產物為補助對象而言，最多的項目即是「蔬菜」，占 31.8%，其次為 18.4% 的「果樹」及 11.7% 的「米」。以產業內容而言，最多的是「加工、直銷」，占 68.7%，其次為「加工」的 20.0%，與加工有關的產業內容占整體的 9 成左右。

　　由上述內容可知，現代的農業不只出現了各式各樣的流通形式，農業者自行參與從生產、加工、流通到販賣的新時代也逐漸來臨。

○圖表⑫　農業的新形式「6 級產業化」

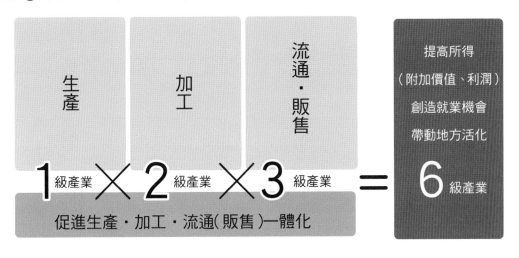

生產　加工　流通・販售

1 級產業 × 2 級產業 × 3 級產業 = 提高所得（附加價值、利潤）創造就業機會 帶動地方活化 6 級產業

促進生產・加工・流通（販售）一體化

一看就懂！ 蔬果的產季年曆

日本蔬果　　台灣蔬果

| 1月 | 2月 | 3月 | 4月 | 5月 | 6月 |

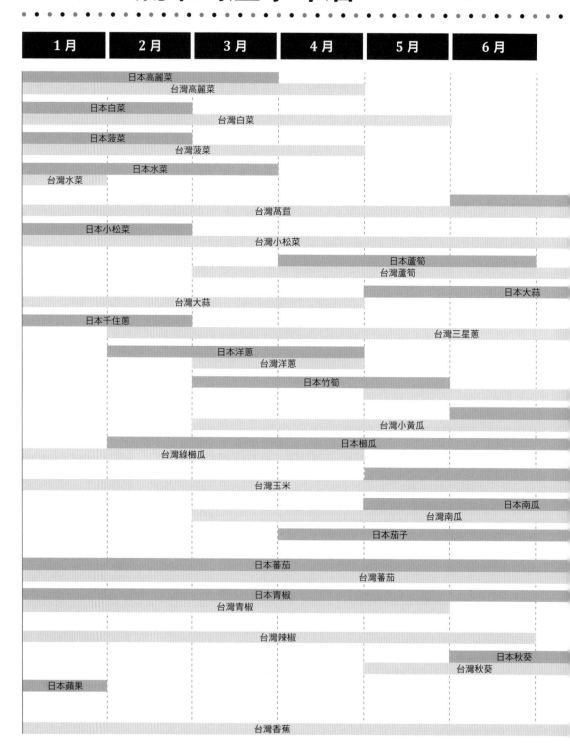

我們將part1～7介紹的蔬果中，挑選14種「指定蔬菜」（p145），列在產季年曆上。當季
蔬菜營養價值高，味道也最新鮮可口，是製作菜單的好選項。

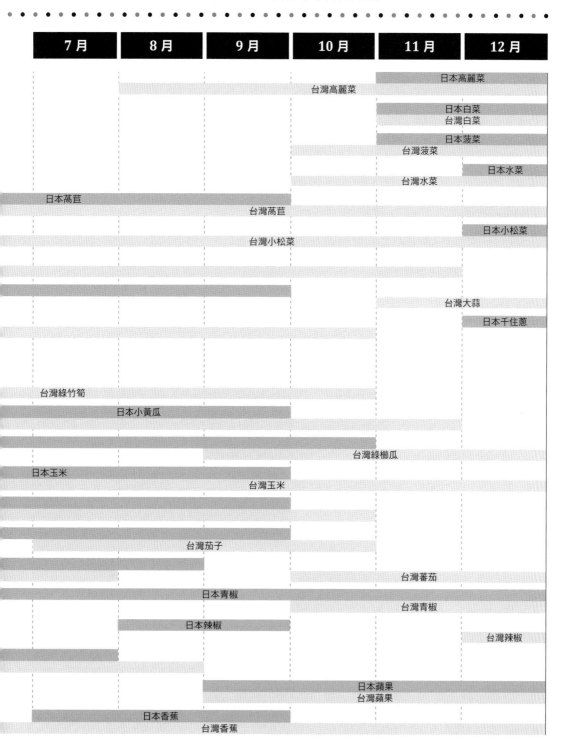

7月	8月	9月	10月	11月	12月

日本高麗菜
台灣高麗菜

日本白菜
台灣白菜

日本菠菜
台灣菠菜

日本水菜
台灣水菜

日本萵苣
台灣萵苣

日本小松菜
台灣小松菜

台灣大蒜
日本千住蔥

台灣綠竹筍
日本小黃瓜
台灣綠櫛瓜

日本玉米
台灣玉米

台灣茄子
台灣蕃茄

日本青椒
台灣青椒

日本辣椒
台灣辣椒

日本蘋果
台灣蘋果

日本香蕉
台灣香蕉

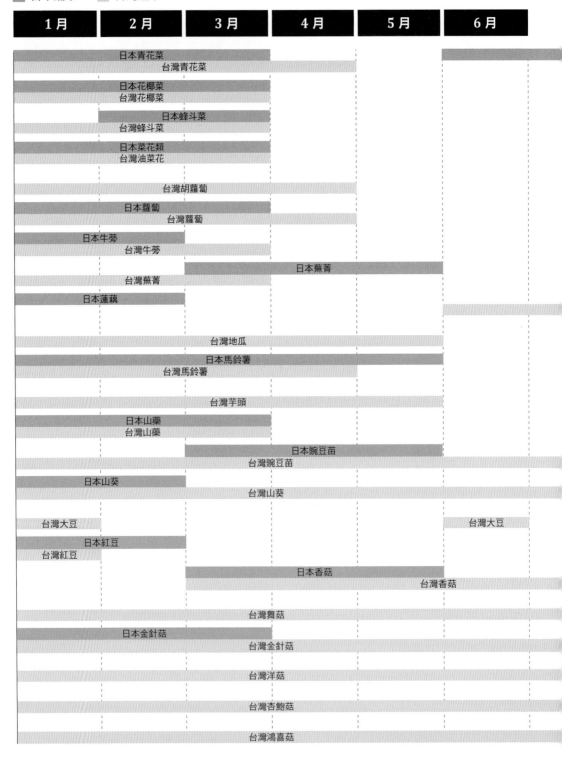

	1月	2月	3月	4月	5月	6月

日本蔬果　　台灣蔬果

日本青花菜
台灣青花菜
日本花椰菜
台灣花椰菜
日本蜂斗菜
台灣蜂斗菜
日本菜花類
台灣油菜花
台灣胡蘿蔔
日本蘿蔔
台灣蘿蔔
日本牛蒡
台灣牛蒡
日本蕪菁
台灣蕪菁
日本蓮藕
台灣地瓜
日本馬鈴薯
台灣馬鈴薯
台灣芋頭
日本山藥
台灣山藥
日本豌豆苗
台灣豌豆苗
日本山葵
台灣山葵
台灣大豆
台灣大豆
日本紅豆
台灣紅豆
日本香菇
台灣香菇
台灣舞菇
日本金針菇
台灣金針菇
台灣洋菇
台灣杏鮑菇
台灣鴻喜菇

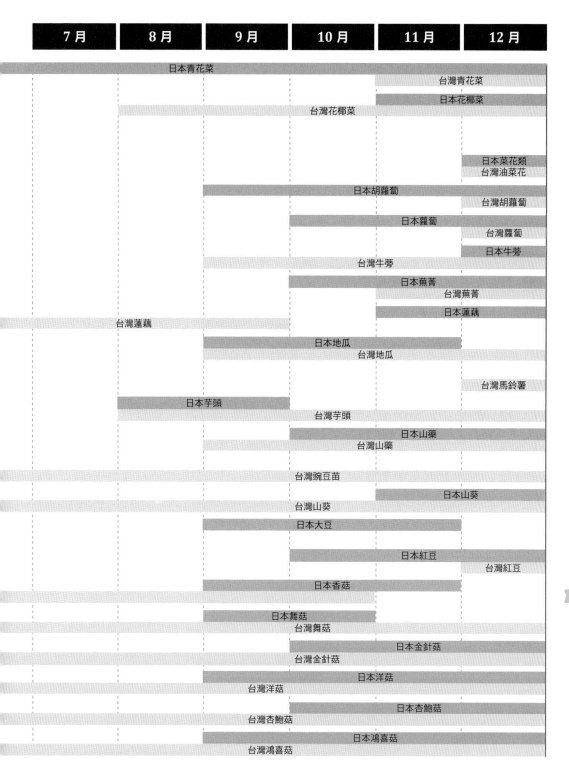

7月	8月	9月	10月	11月	12月

日本青花菜

台灣青花菜

日本花椰菜

台灣花椰菜

日本菜花類
台灣油菜花

日本胡蘿蔔

台灣胡蘿蔔

日本蘿蔔

台灣蘿蔔

日本牛蒡

台灣牛蒡

日本蕪菁

台灣蕪菁

日本蓮藕

台灣蓮藕

日本地瓜

台灣地瓜

台灣馬鈴薯

日本芋頭

台灣芋頭

日本山藥

台灣山藥

台灣豌豆苗

日本山葵

台灣山葵

日本大豆

日本紅豆

台灣紅豆

日本香菇

日本舞菇

台灣舞菇

日本金針菇

台灣金針菇

日本洋菇

台灣洋菇

日本杏鮑菇

台灣杏鮑菇

日本鴻喜菇

台灣鴻喜菇

本書蔬菜之日本產地及產季一覽表

菜名	頁碼	產地排名	產季
葉菜類			
高麗菜	8	愛知縣／群馬縣／千葉縣	視品種不同，全年皆有生產
白菜	10	茨城縣／長野縣／愛知縣	5～9月、11～2月
菠菜	12	千葉縣／埼玉縣／群馬縣	11～2月
水菜	14	茨城縣／福岡縣／埼玉縣	12～3月
菊苣	15	長野縣／靜岡縣	10～3月
紫菊苣	15	岡山縣／鹿兒島縣／北海道	11～3月
萵苣	16	長野縣／茨城縣／群馬縣	4～5月、6～9月、10～11月
綠拔葉萵苣	18	千葉縣／福岡縣	4～8月、11～12月
韭菜	18	高知縣／栃木縣／茨城縣	3～5月（韭黃2～3月）
苦苣	19	北海道	11～1月
西洋菜	19	山梨縣／栃木縣／沖繩縣	3～5月
鴨兒芹	20	千葉縣／愛知縣／茨城縣	12～4月
紫蘇	20	愛知縣／大分縣／高知縣	6～8月
黃麻	21	群馬縣／愛知縣／三重縣	7～8月
羽衣甘藍	22	茨城縣／島根縣／岡山縣	11～2月
芹菜	22	長野縣／靜岡縣／福岡縣	11～5月
小松菜	23	埼玉縣／東京都／神奈川縣	12～2月
青江菜	24	茨城縣／靜岡縣／群馬縣	4～6月、10～11月
山椒	24	和歌山縣／京都府／高知縣	4～5月
巴西里	25	長野縣／千葉縣／靜岡縣	3～4月、7～11月
芝麻葉	25	東京都／靜岡縣／千葉縣	4～6月 10～12月
茼蒿	26	千葉縣／大阪府／群馬縣	11～3月
芫荽	26	千葉縣／福岡縣	5～7月
莖菜類			
蘆筍	32	北海道／長野縣／佐賀縣	4～6月
竹筍	33	福岡縣／鹿兒島縣／熊本縣	3～5月
洋蔥	34	北海道／佐賀縣／兵庫縣	除8月外，其餘月分均產
蔥	36	千葉縣／埼玉縣／茨城縣	全年皆產
大蒜	38	青森縣／香川縣／岩手縣	5～9月
土當歸	39	群馬縣／栃木縣／秋田縣	3～5月
果菜類 & 水果			
小黃瓜	42	群馬縣／千葉縣／宮崎縣	4～9月
櫛瓜	44	宮崎縣／長野縣／千葉縣	2～10月
玉米	45	北海道／千葉縣／茨城縣	5～9月
苦瓜	46	沖繩縣／宮崎縣／鹿兒島縣	6～8月
冬瓜	46	沖繩縣／愛知縣／岡山縣	7～8月
南瓜	47	北海道／鹿兒島縣／茨城縣	4～9月
茄子	48	高知縣／熊本縣／福岡縣	4～9月
蕃茄	50	熊本縣／北海道／愛知縣	1～8月
青椒	52	茨城縣／宮崎縣／鹿兒島縣	幾乎全年
辣椒	54	東京都／大分縣／北海道	8～9月
秋葵	55	鹿兒島縣／高知縣／沖繩縣	6～8月
蘋果	56	青森縣／長野縣／岩手縣	9～1月
香蕉	57	沖繩縣／鹿兒島縣／宮崎縣	7～9月
草莓	58	栃木縣／福岡縣／熊本縣	12～5月
柿子	58	和歌山縣／奈良縣／福岡縣	9～12月
櫻桃	59	山形縣／北海道	6～7月
無花果	59	愛知縣／和歌山縣／大阪府	8～10月

菜名	頁碼	產地排名	產季
甜瓜	60	茨城縣／北海道／熊本縣	4～9月
西瓜	60	熊本縣／千葉縣／山形縣	5～8月
酪梨	61	和歌山縣／鹿兒島縣／沖繩縣	全年
檸檬	61	廣島縣／愛媛縣／和歌山縣	12～1月
梅子	62	和歌山縣／群馬縣／奈良縣	6～7月
栗子	62	茨城縣／熊本縣／愛媛縣	9～10月
桃子	63	山梨縣／福島縣／長野縣	7～8月
葡萄	63	山梨縣／長野縣／山形縣	8～10月
萊姆	64	愛媛縣／香川縣	10～4月
花菜類			
青花菜	66	北海道／愛知縣／琦玉縣	6～3月
朝鮮薊	67	大阪府／茨城縣／神奈川縣	5～6月
茗荷	67	高知縣／群馬縣	6～8月
花椰菜	68	德島縣／愛知縣／茨城縣	11～3月
油菜花	69	千葉縣／德島縣／香川縣	12～3月
蜂斗菜花蕾	70	愛知縣／群馬縣／大阪府	2～3月
食用菊花	71	愛知縣／山形縣／新潟縣	9～10月
根菜類			
胡蘿蔔	74	北海道／千葉縣／德島縣	9～2月
白蘿蔔	76	北海道／千葉縣／青森縣	全年幾乎皆有生產
牛蒡	78	青森縣／茨城縣／北海道	11～2月
山葵	79	靜岡縣／長野縣	11～2月
蕪菁	80	千葉縣／琦玉縣／青森縣	3～5月、10～11月
地瓜	81	鹿兒島縣／茨城縣／千葉縣	9～11月
馬鈴薯	82	北海道／長崎縣／鹿兒島縣	3～4月、10～11月
芋頭	84	宮崎縣／千葉縣／琦玉縣	8～2月
山藥	86	北海道／青森縣／長野縣	10～3月
豌豆苗	82	山梨縣	3～5月
百合根	88	北海道	11～3月
薑黃	88	沖繩縣／鹿兒島縣	10～11月
蓮藕	89	茨城縣／德島縣／愛知縣	11～2月
生薑	90	高知縣／熊本縣／千葉縣	6～8月
蘿蔔芽	90	福岡縣／千葉縣／神奈川縣	全年
薤	91	鹿兒島縣／鳥取縣／宮崎縣	6～7月
豆類			
大豆	94	北海道／秋田縣／宮城縣	9～11月
蠶豆	95	鹿兒島縣／千葉縣／茨城縣	4～6月
四季豆	95	千葉縣／北海道／鹿兒島縣	6～9月
紅豆	96	北海道	10～2月
莢豌豆	97	鹿兒島縣／和歌山縣／愛知縣	4～6月
毛豆	97	千葉縣／北海道／琦玉縣	6～8月
花生	98	千葉縣／茨城縣	8～9月
菇類			
香菇	100	德島縣／北海道／岩手縣	3～5月、9～11月
金針菇	101	長野縣／新潟縣／福岡縣	10～3月
舞菇	102	新潟縣／靜岡縣／福岡縣	9～10月
洋菇	103	千葉縣／岡山縣／茨城縣	10～12月
杏鮑菇	104	長野縣／新潟縣／廣島縣	10～12月
鴻喜菇	105	長野縣／新潟縣／福岡縣	9～10月
滑菇	106	新潟縣／長野縣／山形縣	10～11月

＼ 我想知道更多 ／

你可能感興趣的蔬菜小疑問

Q1 日本人最常吃的蔬菜是什麼呢？

A 根據日本農林水產省（相當於台灣的農業委員會）於 2015 年 8 月公布的「日本人（1 歲以上）蔬菜攝取量排行榜」，日本人最常吃的蔬菜是蘿蔔（總攝取量 1,087,793 克）。第 2 ～ 5 名分別為洋蔥（1,018,182 克）、高麗菜（866,693 克）、白菜（685,230 克）以及胡蘿蔔（656,289 克）。至於台灣人最常吃的蔬菜，則是高麗菜！

Q2 為什麼要噴灑農藥呢？

A 農藥是為了讓農作物能夠穩定地提供安全的品質而使用。日本處於溫暖、溫潤的氣候環境，是一個特別容易發生病蟲害的國家，因此必須透過農藥來防範未然。如果沒有農藥，我們現在就沒辦法每天吃到那麼多蔬菜了吧！順道一提，日本單位面積使用的農藥量，大約是美國的七倍之多。另外，農藥產品也會依據使用方法的不同，在成分上標示出對人體的毒性與影響。日本農林水產省依據《農藥取締法》，登錄了依照標準使用可確保安全的農藥產品。

Q3 溫室栽培有什麼優點呢？

A 溫室栽培的優點，主要有以下 5 點：
1. 可以調節適合作物的溫度及日照量。
2. 避免風雨摧殘，提高作物的良品率。
3. 可於開口處架設防蟲網，作為防蟲對策之一。
4. 降低病蟲害發生的機率，減少除去殘餘農藥的工程。
5. 可栽培作物的期間長，能栽培非產季的蔬菜。
我們每天之所以能夠理所當然地吃到非產季的蔬菜，就是因為溫室栽培提供了適合栽培作物的穩定環境。

Q4 什麼是「黃綠色蔬菜」呢？

A 根據日本厚生勞働省（相當台灣的衛生福利部）在《2010 年日本食品標準成分表》的標準，黃綠色蔬菜指的是每 100 克可食用部分裡胡蘿蔔素含量達 600μg 以上的蔬菜。代表性的蔬菜有菠菜、胡蘿蔔及南瓜等。蕃茄及青椒雖然未達標準，但因食用頻繁且分量多，也一併歸類為黃綠色蔬菜中。

Q5 每個人一天需要吃多少蔬菜呢？

事實上，蔬菜與水果的分類上並沒有明確的定義。每個國家對於食材的分類皆不盡相同，日本國內的分類方式也會在生產、流通、消費等過程，因各自的觀點差異而有所不同。

雖然日本農林水產省將草莓、甜瓜、西瓜分類為蔬菜，但因其主要食用部位為果實，因此將這些項目分類至果實類蔬菜。

Q6 「蔬菜」與「水果」有什麼不同？

根據日本厚生勞働省所推行的「健康日本 21」健康運動計畫，以達到健康促進的觀點來看，成人每日所需攝取的蔬菜量應達 350 克以上。

350 克大約是將新鮮蔬菜放置兩手可呈現一座小山的量。因這樣的分量難以在一餐內吃完，建議將攝取量平均分配在早中晚三餐中。

儘管有每日 350 克蔬菜量的目標值，但若僅攝取目標值的蔬菜而忽略碳水化合物等營養的攝取，也稱不上健康的飲食，應在主食、主菜、副菜的內容分配上均衡攝取營養，且食用蔬菜時，應避免只吃黃綠色蔬菜，或只吃淺色蔬菜（編按：淺色蔬菜為除了黃色蔬菜以外的蔬菜，亦即每 100 克可食用部分裡胡蘿蔔素含量未達 600μg 以上的蔬菜稱之）的飲食生活。

Q7 營養最豐富的蔬菜是什麼呢？

以下資料僅供參考。2014 年威廉帕特森大學（William Paterson University）的研究人員曾發表一項研究結果，他們將「41 種高營養價值的蔬果」以 17 種所需營養素的含量為基準加以計算、評分後，以滿分 100 分獲得第一名的蔬菜是「西洋菜」（P21）。100 克的西洋菜含有高達 2700μg 的胡蘿蔔素，在法國亦稱之為「健康草」。

Q8 不同顏色的甜椒有不同的營養價值嗎？

紅甜椒的顏色，是來自與紅辣椒一樣含有一種稱為「辣椒素」的天然色素，有著比胡蘿蔔素還強大的抗氧化力，可預防如動脈硬化或心肌梗塞等生活習慣病的發生，以及活化新陳代謝。黃甜椒富含維生素 C 以及可防止肌膚老化的「葉黃素」。

橙甜椒除了同時具有紅、黃甜椒的營養成分外，還富含號稱「抗老維生素」的維生素 E，一般認為具有抗老修護的效果。

Q9 生菜沙拉常見的「貝比生菜（ Baby leaf ）」是什麼蔬菜？

貝比生菜（Baby leaf）是發芽後 10 ～ 30 天左右的嫩葉的總稱。在葉長約 10 ～ 15 公分左右的時候採收，由數種不同的嫩葉混合而成，種類多來自菠菜、水菜、芥菜、菊苣與芝麻菜等。法語中稱與貝比生菜一樣採集嫩葉作為沙拉用的食材為 mesclum，英語則將之稱為 mesclum greens。

為什麼有些蔬菜會「苦苦」

「苦澀成分」指的是蔬菜裡所含的無機鹽、有機鹽、生物鹼、單寧或皂苷等成分的總稱，也是造成蔬菜苦澀口感的主要原因。儘管目前對於蔬菜「苦澀成分」組成的疑問尚未完全解開，但已知許多山野菜，如蕨菜等，以及蔬菜皆含有這些成分。

例如，一般皆知道菠菜含有屬於有機鹽的草酸鈣，是一種會阻礙礦物質鈣及鎂的吸收，造成腎結石的物質。另外，竹筍的苦澀味主要來自黑尿酸及草酸、苦味來自生物鹼，而澀味則來自丹寧等成分。

諸如此類稱為「苦澀成分」的無機鹽類及有機酸，皆是屬於容易溶於水中的成分，因此可透過浸泡冷水、汆燙後浸泡冷水等方式將這些成分溶出。另外，若使用鹼性水來水煮蔬菜，能讓植物的組織軟化，因此在去除蔬菜的苦澀成分時，可在水裡加入食用的木炭水或小蘇打粉。

這些成分造就部分蔬菜獨特的味道，甚至有些蔬菜也因含有少量的「苦澀成分」而凸顯其味道的與眾不同，而使其更加美味，因此烹調時可善用這些特徵。

儘管我們時常須透過攝取蔬菜的營養素及機能性成分，來達到維持健康的效果，但有時蔬菜也含有對人體有負面影響的有害物質，如龍葵鹼。龍葵鹼主要存在於馬鈴薯的發芽處及綠色表皮的部分，因此，若馬鈴薯出現前述情況，發芽處須挖深後去除，綠色表皮部分也須以厚切的方式充分削除後才能使用。

此外，不少人知道蔬菜所含有的硝酸鹽，部分會在人體口中轉換成亞硝酸鹽，而亞硝酸鹽與胺類食物結合後，會產生稱為二甲基亞硝胺的致癌物質。但同時蔬菜亦含有大量能抑制癌症發生的多酚及維生素類，因此毋須過度擔心。

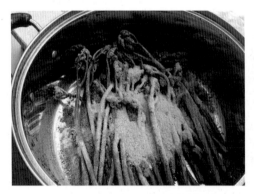 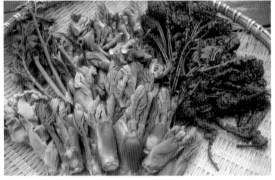

可在水煮蕨菜、紫萁等山野菜的水裡加入鹼性的木灰，以去除苦澀成分。

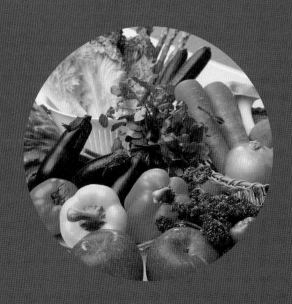

【第九章】

蔬菜檢定

....

看了前面那麼多的蔬菜介紹，你是不是迫不及待想知道自己對蔬菜的了解是屬於一學士級、博士級還是教授級呢？每一級別的試題皆為 4 選 1 的選擇題。可設定「20 分鐘內是否能在 30 題內，達到 21 題以上的正確率」，來衡量是否達到及格標準。

現在就來測驗看看！

蔬菜試題

請從選項當中，從下列各題選出一個最合適的答案，
看看你對蔬菜的了解有多少。

3級——蔬菜世界「學士級」模擬試題

第 1 題・一般來說，白菜的產季在哪個季節？①春 ②夏 ③秋 ④冬

第 2 題・菠菜富含造血作用所需的鐵質，其與何種營養素結合後，有助於預防貧血？
①蛋白質 ②脂肪 ③碳水化合物 ④礦物質

第 3 題・台灣有句俗諺：「X 月蔥、X 月韭」，意思是這時節的蔥及韭菜最有滋味。請問
蔥和韭菜最美味的時節分別是？
①農曆二月及三月 ②農曆三月及四月 ③農曆一月及二月 ④國曆一月及二月

第 4 題・下列何者為調理萵苣的正確方法？①用刀具切，以確保衛生 ②用手撕開，以避免
切口處變褐色 ③用手壓碎來破壞纖維 ④浸泡熱水，以呈現酥脆的口感

第 5 題・紫蘇醛是紫蘇香味的主要成分，其具有何種作用？
①解熱、鎮痛作用 ②防腐、殺菌作用 ③利尿作用 ④排汗作用

第 6 題・山椒素是造成山椒辛辣味的主要成分，其具有何種效果？
①消除疲勞 ②提升免疫力 ③解毒作用 ④增進食慾

第 7 題・下列哪裡是台灣大蒜的著名產地？①花蓮縣 ②屏東縣 ③桃園縣 ④雲林縣

第 8 題・下列何者為挑選洋蔥的正確方法？
①濕潤且軟嫩者 ②長出新芽者 ③頭部位收口扎實 ④表皮有許多皺褶

第 9 題・蔥是一種歷史悠久的蔬菜，在台灣深受消費者喜愛，以蔥白最長、香氣足且口感
嫩聞名，是指哪裡生產的蔥？①彰化 ②宜蘭 ③雲林 ④嘉義

第 10 題・一般來說，蘆筍的產季在何時？
①4 月～6 月 ②10 月～12 月 ③7 月～9 月 ④1 月～2 月

第 11 題・小黃瓜由金氏世界紀錄認定為「世界上最沒營養價值的蔬菜」，其含水量大約為
百分之幾？① 35% ② 55% ③ 75% ④ 95%

第 12 題・在夏季蔬菜中具有高人氣的櫛瓜，與下列何者一起烹調後能提高胡蘿蔔素的吸收
率？①水 ②鹽 ③油 ④砂糖

第 13 題・下列何者為世界三大穀物之一？①大豆 ②馬鈴薯 ③紅豆 ④玉米

第 14 題・下列何者有助於讓南瓜增添甜味？①冷凍 ②加熱 ③切細 ④保存

第 15 題・下列何者為去除茄子苦澀味的正確方法？①以微波爐加熱 ②在切口處抹鹽後靜
置一段時間 ③切下後立即浸泡醋水 ④充分冷卻

第 16 題・下列各黃綠色蔬菜中，何者為目前全世界消費量最高的蔬菜？
①青椒 ②蕃茄 ③胡蘿蔔 ④南瓜

第 17 題・下列何者不是品種上接近辣椒的蔬菜？①青椒 ②獅子唐椒 ③秋葵 ④甜椒

第 18 題・下列何種水果若與馬鈴薯一起放置保存，能延緩馬鈴薯發芽的時間？
①柑橘 ②柿子 ③香蕉 ④蘋果

第 19 題・追熟後的香蕉表面所呈現的黑色斑點稱為什麼？
① Salt spot（鹽斑） ② Sweet spot（蜜斑）
③ Sugar spot（糖斑） ④ Pepper spot（胡椒斑）

第 20 題・下列何者為造成檸檬酸味的主成分？①蘋果酸 ②胺基酸 ③檸檬酸 ④葡萄糖

第 21 題・下列何者為挑選青花菜的正確方式？①挑選已有部分開花者 ②花球鬆散柔軟者
③盡量挑選莖部較細者 ④切口處無空洞者

第 22 題・下列何者為保存胡蘿蔔的錯誤方法？
①以報紙包裹後，置於常溫下保存 ②直接放進冰箱冷藏
③切好後放入保鮮袋，置於冰箱冷藏 ④將葉子切下，與根部分別保存

第 23 題・有關青首蘿蔔各部分與其適合的食用方式，何種搭配較為合適？
①接近葉子的部分 X 蒸煮蘿蔔 ②接近葉子的部分 X 醃漬物
③中間部分 X 沙拉 ④尾端部分 X 調味料

第 24 題・下列處理牛蒡的前置作業何者正確？①以蔬果菜瓜布清洗外皮 ②用菜刀仔細地
削去外皮 ③浸泡醋水 ④放入微波爐加熱

第 25 題・有關蘿蔔及蕪菁裡所含的「澱粉酶」成分，下列敘述何者正確？
①抑制會造成斑點的黑色素生成 ②幫助消化，增進食慾 ③幫助脂肪燃燒，達到
防止肥胖的效果 ④預防蛀牙及口臭

第 26 題・下列何者為紫地瓜外皮所含色素的正確名稱？
①葉綠素 ②玉米黃素 ③花青素 ④葉黃素

第 27 題・有關馬鈴薯的挑選方式及調理方式，下列敘述何者有誤？
①挑選表面平滑、無皺痕且偏硬者
②澀味較重，切下後立即泡水
③發芽處含有一種稱為「龍葵鹼」的毒素，應以菜刀仔細去除
④因含有不耐熱的維生素 C，因此調理時間愈短愈好

第 28 題・下列何者為保存芋頭的正確方式？
①將外皮充分洗淨後，以報紙包裹後保存
②帶泥的狀態下以報紙包裹後，置於陰涼處保存
③切下後置於冰箱冷藏保存
④置於冰箱冷凍保存

第 29 題・下列何種豆類因含有豐富的蛋白質而有「長在田裡的肉」之稱？
①紅豆 ②大豆 ③花生 ④鷹嘴豆

第 30 題・下列何者不是有「世界三大菇類」之稱的高級菇類之一？
①松茸 ②松露 ③魚子醬 ④牛肝菌菇

2級 ——蔬菜世界「博士級」模擬試題

第 1 題・下列有關高麗菜的保存、調理方式及營養知識的敘述，何者有誤？
①切好的高麗菜，應挑選外葉所呈現的綠色不深，且切口處鼓起者。
②將高麗菜的菜心挖下後，以沾濕的廚房紙巾包覆在菜心切口處保存。
③高麗菜所富含的維生素 U，具有改善腸胃功能的作用。
④高麗菜的菜心水煮後，會變得更加甘甜美味。

第 2 題・原產於中東地區，因含有均衡及充足的維生素及礦物質等營養素，而有「國王的蔬菜」之稱的蔬菜為何？①羽衣甘藍 ②芹菜 ③黃麻 ④菊苣

第 3 題・一般認為小松菜的命名與江戶幕府第八代將軍德川吉宗有關，而為其命名由來的「小松川」，在今東京都的哪一區？①江戶川區 ②葛飾區 ③足立區 ④江東區

第 4 題・下列各蔬菜名稱中，有三個皆指稱同一種蔬菜，下列何者與其他三者為不同種類的蔬菜？①芫荽 ②香菜 ③西洋芹 ④ Coriander

第 5 題・下列何者為大蒜獨特香味的成分？①辣椒素 ②蒜素 ③異硫氰酸酯 ④兒茶素

第 6 題・冬瓜的產季在何時？①春 ②夏 ③秋 ④冬

第 7 題・以青椒的形狀所區分的類型中，下列何者有誤？
①獅子椒型 ②獅子唐椒型 ③氣球型 ④鐘型

第 8 題・辣椒的辣味成分為「辣椒素」，下列有關該成分功能的敘述，何者有誤？
①維持眼睛健康 ②促進食慾 ③使身體溫暖 ④預防肥胖

第 9 題・下列何種鍋類材質適合用來燉煮蘋果？
①鋁 ②琺瑯 ③鐵 ④不鏽鋼

第 10 題・有關甜瓜的挑選方式及保存方法，下列敘述何者正確？
①若為附帶果柄的甜瓜，宜挑選其接軸直挺且緊繃者佳
②若為附有網紋的甜瓜，宜挑選紋路偏細者佳
③較容易損傷，因此購買後應盡速放入冰箱冷藏
④呈漂亮的圓球狀且頂部香氣濃郁者佳

第 11 題・下列何者不是栗子在日本的主要產地？①北海道 ②愛媛縣 ③熊本縣 ④茨城縣

第 12 題・下列花菜類的蔬菜中，何者不是分類為十字花科蕓薹屬的蔬菜？
①青花菜 ②花椰菜 ③蜂斗菜 ④菜花類

第 13 題・朝鮮薊所富含的「洋薊酸」成分，具有怎樣的功能？
①脂肪代謝 ②保護黏膜 ③抑制異常細胞增生 ④改善肝臟機能

第 14 題・使胡蘿蔔呈現橙色的胡蘿蔔素，會在體內轉換成一種營養素，能夠預防夜盲症，並維持皮膚及黏膜的健康。請問胡蘿蔔素在體內會轉換成哪一種營養素？
①維生素 A ②維生素 B1 ③維生素 C ④維生素 D

第 15 題・白蘿蔔與紅蘿蔔這兩種蔬菜，是同個家族嗎？
①同科也同屬 ②不同科不同屬 ③不同科同屬 ④同科不同屬

第 16 題・下列何者不是馬鈴薯的種類之一？
① May Queen ②味來 ③印加的覺醒 ④北明

第 17 題・將山藥磨成泥時，沾取哪種調味料可減緩發癢的情形？①酒 ②砂糖 ③鹽 ④醋

第 18 題・香菇的鮮味主要來自哪種成分？①肌苷酸 ②麩胺酸 ③鳥苷酸 ④琥珀酸

第 19 題・下列有關菇類的敘述，何者有誤？
①日本的菇類無標示賞味期限的規定
②日本產量最多的菇類是金針菇
③洋菇一定要加熱食用，如水煮或拌炒
④新鮮的杏鮑菇約可保存一個禮拜

第 20 題・哪一項蔬菜有「大地的蘋果」之稱？①地瓜 ②馬鈴薯 ③白蘿蔔 ④蓮藕

第 21 題・富含於蔬果，有助於排出腸道內的有害物質及膽固醇，幫助排便順暢，且有「第
六大營養素」之稱的營養素為何？①鉀 ②植化素 ③多酚 ④膳食纖維

第 22 題・下列哪一種蔬菜不須放入冰箱冷藏，適合保存於 10 ～ 14℃的環境下？
①菠菜 ②竹筍 ③萵苣 ④南瓜

第 23 題・香菇的鮮味來自以下什麼成分，讓加熱後鮮味更加提升？
①麥角固醇 (ergosterol) ②鳥苷酸 (guanylic acid)
③ γ- 胺基丁酸 (GABA) ④紫茉莉苷 (Jalapin)

第 24 題・茄科的馬鈴薯哪一部分所含的生物鹼最多？①果實 ②芽眼 ③花 ④葉

第 25 題・腳氣病是因為身體缺乏哪一項營養素造成的？
①維生素 B2 ②維生素 B6 ③維生素 B12 ④維生素 B1

第 26 題・有「長在田裡的肉」之稱的，是下列哪一項？
①馬鈴薯 ②四季豆 ③花生 ④大豆

第 27 題・《大力水手》漫畫中，當中的大力水手吃了菠菜後會充滿能量、力大無比，但開
始連載時設定並不是菠菜，而是？①花椰菜 ②萵苣 ③西洋菜 ④高麗菜

第 28 題・山藥和芋頭因為含有什麼成分，使得削皮時易產生手癢的狀況？
①龍葵鹼 ②草酸鈣 ③澱粉酶 ④茄黃酮苷

第 29 題・下列哪一項蔬果是在採收後的保存過程中逐漸成熟、增添甜味？
①小黃瓜 ②茄子 ③南瓜 ④苦瓜

第 30 題・下列台灣在地的傳統蔬菜當中，何者不是在雲林縣栽培的傳統蔬菜？
①高麗菜 ②茼蒿 ③青江菜 ④杭菊

1級 ——蔬菜世界「教授級」模擬試題

第1題‧下有關香菇的挑選方式及保存方法，下列敘述何者正確？
①挑選菌傘完整張開者
②肉質肥厚、內側菌褶偏黑且成熟者
③充分沖洗、去除泥土後再開始烹調
④可用廚房紙巾迅速擦拭菇類上的髒汙後再開始烹調

第2題‧一般來說，每人每日應攝取多少目標量的蔬菜，以維持健康的生活？
① 150 克以上　② 250 克以上　③ 350 克以上　④ 450 克以上

第3題‧下列何者不是五大營養素之一？
①膳食纖維　②蛋白質　③維生素　④礦物質

第4題‧下列何種蔬菜適合從冷水開始慢慢加熱燉煮？
①高麗菜　②蘆筍　③蘿蔔　④毛豆

第5題‧有關「乾燥蔬菜」的優點，下列何者敘述有誤？
①去除脂肪，有助於減重　②水分及體積縮減，增加食用分量
③甜味提升、鮮味濃縮，吃起來更美味　④延長保存期限

第6題‧下列哪一項蔬菜未含「異硫氰酸烯丙酯」營養素？
①蘿蔔芽　②香芹　③芝麻葉　④山葵

第7題‧下列何者不是日本的「指定蔬菜」之一？①南瓜　②胡蘿蔔　③蕃茄　④高麗菜

第8題‧目前一般家庭購買食品時，至下列何地購買的比例最高？
①一般零售店（蔬果行等）　②便利商店　③超市、量販專賣店　④通訊交易通路

第9題‧下列有關「傳統蔬菜」的敘述，何者有誤？
①傳統蔬菜是從古至今在地長期栽培的作物，因此是一種能展現不同地區氣候風土特徵的蔬菜　②傳統蔬菜的栽培較為費時費工且不易栽種，因此種植傳統蔬菜的生產者急遽減少　③「傳統蔬菜」的定義，主要是指「第二次世界大戰」以前所培育的蔬菜種類　④大部分的傳統蔬菜都是從國外進口的品種

第10題‧下列各種蘿蔔的品種名稱，何者不是屬於「江戶東京蔬菜」？
①練馬蘿蔔　②龜戶蘿蔔　③大藏蘿蔔　④青首蘿蔔

第11題‧萵苣的英文名字是「Lettuce」，其語源來自法文的「lac」一詞，請問「lac」原來的意思是什麼？①幸運　②催眠　③乳　④白色

第12題‧有關竹筍的保存方法及調理方式，下列敘述何者有誤？
①在常溫下保存一段時間能使甜味增加
②將竹筍洗淨去泥後，可連皮一起水煮
③加入米糠或小蘇打粉一起水煮，能去除澀味
④將水煮好的竹筍外皮剝除、浸泡冷水後放置冰箱冷藏保存

第 13 題・有關蕃茄的保存方法、調理方法及營養知識，下列敘述何者有誤？
①含有的紅色色素「蕃茄紅素」具有強烈的抗氧化作用，其抗氧化力可達維生素 E 的 100 倍以上 ②不耐高溫潮濕的氣候，因此最美味的時期是春、秋兩季 ③大航海時代從原產的南美洲傳入歐洲時，因被當作「惡魔果實」，令人畏懼，因此當時未以食用蔬果的身分受到推廣 ④蒂頭乾枯代表已趨成熟，並可以此作為挑選的標準

第 14 題・100 克的檸檬約含有多少含量的維生素 C ？
① 0.5 毫克 ② 5 毫克 ③ 50 毫克 ④ 100 毫克

第 15 題・桃子的甜度為一般砂糖的 1.5 倍，下列何者為其含有的主要糖分？
①葡萄糖 ②果糖 ③半乳糖 ④乳糖

第 16 題・有關蓮藕的保存方法及調理方法，下列敘述何者有誤？
①為避免切口處接觸空氣，將蓮藕的切口處以保鮮膜包裹後放入冰箱冷藏保存 ②澀味較重，因此切下後可浸泡冷水 ③浸泡醋水後會使造成其黏稠的「黏液素」作用降低 ④黏液素或外皮所含有的多酚具有整頓腸胃的作用

第 17 題・下列有關蔬菜與其色素成分的組合，何者正確？
①藍莓 x 蕃茄紅素 ②菠菜 x 綠原酸 ③玉米 x 玉米黃素 ④甜椒 x 綠原酸

第 18 題・哪一種豆類在未成熟的狀態下可連同豆莢一起食用，富含必需胺基酸，能有效消除疲勞、恢復體力並提高專注力等？①蠶豆 ②紅豆 ③四季豆 ④綠豆

第 19 題・下列有關維生素 K 的說明，何者正確？
①作為體內皮膚及黏膜的材料來源，是維護眼睛健康不可或缺的營養素 ②是生成膠原蛋白的維生素，若攝取不足，會造成微血管容易出血，並使骨骼變得脆弱 ③與血液的凝固有關，因此若攝取不足會造成止血困難 ④具有強烈的抗氧化作用，能抑制細胞膜氧化，防止細胞老化

第 20 題・有關礦物質的說明，下列敘述何者有誤？
①體內的鈣，約有 99% 存在於骨骼與牙齒中，其餘 1% 則存在於體液、肌肉及神經內 ②鉀與鈉皆與細胞滲透壓的調整及細胞的活性化有關 ③鐵是製造血液中血紅素的礦物質，人體所吸入的氧氣會透過血紅素輸送至全身 ④鐵可分為植物性食品中含有的血基質鐵，以及動物性食品中含有的非血基質鐵

第 21 題・有關膳食纖維的說明，下列敘述何者正確？
①碳水化合物中，能在體內消化並轉換成能量的成分為醣類；而無法消化，並會排出體內的是膳食纖維 ②水溶性膳食纖維，是指植物細胞壁所含的纖維素，以及螃蟹殼富含的甲殼素等容易融於水中的膳食纖維 ③非水溶性膳食纖維，是指蔬菜富含的果膠及海藻類所含有的海藻酸等不溶於水的膳食纖維 ④依據日本的「國民健康・營養調查」指出，日本人經常食用海藻，因此二戰後國民所攝取的膳食纖維仍維持在一定的水準

第 22 題・有關多酚的說明，下列敘述何者正確？
①綠原酸具有與女性激素的雌激素類似的作用，有助於緩和更年期症狀，並預防骨質疏鬆症 ②槲皮素含於洋蔥等蔬菜中，具有抗氧化及抗發炎作用，能抑制癌症發生及預防動脈硬化 ③薑辣素含於羽衣甘藍、菠菜及蘆筍等蔬菜中，因具有強化微血管的功能，能預防動脈硬化等生活習慣病的發生 ④山萵苣苦素主要含於生薑當中，具有很強的抗氧化作用，能有效預防癌症、動脈硬化及老化等

第 23 題・有關類胡蘿蔔素家族及富含該營養素食品的搭配組合，下列何者正確？
①蕃茄紅素 x 蝦子、螃蟹、鮭魚卵 ②蝦青素 x 胡蘿蔔、菠菜、青花菜、南瓜
③ β- 隱黃質 x 玉米、椪柑、柑橘 ④葉黃素 x 蕃茄、西瓜

第 24 題・有關硫化合物的說明，下列敘述何者正確？
①主要是植物裡所含的黃色及紅色等天然色素，種類有將近 600 種 ②原本是植物為了在嚴酷的生態環境下抵禦外敵、自我保護而生成的物質，含有優良的抗菌及抗氧化作用 ③因其結構與血液色素的血基質相似，因此被稱為「綠色的血液」 ④主要含於氣味較強烈的蔬菜中，烯丙基硫醚及異硫氰酸等成分具有強烈的抗氧化作用、抗菌作用及解毒作用

第 25 題・有關胺基酸的說明，下列敘述何者有誤？
①離胺酸是含於毛豆、蠶豆、青花菜、大蒜等蔬菜中的必需胺基酸，與修復身體組織有關 ②色胺酸是含於毛豆、蠶豆、菠菜等蔬菜中的必需胺基酸，具有預防及緩和失眠及憂鬱症狀等效果 ③天門冬胺酸是含於蘆筍及蕃茄等蔬菜中的必需胺基酸，具有消除疲勞及增強體力的效果 ④麩胺酸是包含在蕃茄、白菜及青花菜等蔬菜中的非必需胺基酸，含有甜味成分能增進食慾

第 26 題・在日本有一種「得利卡評量分數（Delica Score）」的評量方式，主要用以呈現「蔬菜的完整資訊」，有關此種評量方式的項目說明，下列敘述何者有誤？
①「安全」：為了確保農產品從農場到消費者手上這段流通過程的安全性，於評估時檢查農產品是否有農藥殘留、引發食物中毒的細菌及病毒、有害重金屬等能判斷土壤是否遭受汙染的項目 ②「內含成分」：以糖度、酸度、抗氧化力、硝酸鹽等指標來評估是否符合消費者所追求的「安全」、「美味」以及「健康」等要件 ③「栽培」：為滿足消費者對於多樣化蔬果的需求，評估是否能在維持農產品穩定輸出的同時，也能持續友善生態與農業環境 ④「流通」：為了讓蔬菜在收穫後仍保持新鮮，評估從產地、流通到消費者手中這段時間，是否維持一貫的適合溫度及濕度管理

第 27 題・近年來日本的「6 級產業」持續受到注目，而政府補助農林水產物的對象中，補助件數最多的項目為何？①畜產 ②蔬菜 ③米 ④果樹

第 28 題・日本農林水產省於 2015 年 8 月公布的「日本人（1 歲以上）蔬菜攝取量排行榜」中，日本人最常吃的蔬菜為何？①洋蔥 ②胡蘿蔔 ③蘿蔔 ④高麗菜

第 29 題・根據日本厚生勞働省對「黃綠色蔬菜」所下的定義，黃綠色蔬菜為每 100 克可食用部分裡胡蘿蔔素含量達多少以上的蔬菜？
① 300µg 以上 ② 400µg 以上 ③ 600µg 以上 ④ 800µg 以上

第 30 題・有關蔬菜的「苦澀成分」及有害物質的說明，下列敘述何者有誤？
①苦澀成分是造成蔬菜具有澀味、苦味等口感的物質總稱 ②屬於有機鹽之一的草酸鈣，是造成腎結石的原因之一 ③苦澀成分中的無機鹽類及有機酸皆是容易溶於水中的成分，若讓水煮水呈酸性，便能讓植物的組織軟化，因此可在水中加入木炭水或小蘇打粉來去除苦澀成分 ④馬鈴薯的發芽處及綠色表皮部分所含有的龍葵鹼，是一種有害物質，因此須將發芽處挖深去除，綠色表皮部分也須以厚切的方式充分削除

蔬菜試題答案與解說

3 級－蔬菜世界「學士級」

第 1 題：答案④
白菜的產季在 11 月～2 月左右。歷經霜雪覆蓋的白菜不但風味提升，纖維也更加柔軟。

第 2 題：答案①
牛肉、鮪魚等肉類所含的動物性蛋白質，是提高人體鐵質吸收率所不可或缺的營養素。

第 3 題：答案③
台灣有句俗諺：「一月蔥、二月韭」，意思是農曆一月、二月的蔥及韭菜最有滋味。

第 4 題：答案②
萵苣不適合以刀具處理。刀具接觸後會使切口處變褐色，因此以手撕開是最好的方式。

第 5 題：答案②
紫蘇醛是紫蘇香味的主要成分，具有防腐及殺菌的作用。

第 6 題：答案④
山椒素是造成山椒辛辣味的主要成分，能提升腸胃機能，增進食慾。

第 7 題：答案④
目前台灣的大蒜產量以雲林縣最高，且遙遙領先，台灣有 8 成的大蒜都產在雲林縣。

第 8 題：答案③
挑選洋蔥時，建議挑選表面乾燥、有光澤，且尖頭部位收口扎實者，軟嫩的洋蔥有很高的可能性已受到損傷。

第 9 題：答案②
台灣蔥有許多品種，最耳熟能詳的莫過於宜蘭的「三星蔥」，在台灣蔥品種中，這種蔥的蔥白最長、香氣足且口感嫩，全宜蘭均有栽種。

第 10 題：答案①
蘆筍的產季在 4 月～6 月。

第 11 題：答案④
小黃瓜約 95% 皆是水分，儘管因此被認為較「沒有營養」，但豐沛的水分能有效預防中暑及改善水腫。

第 12 題：答案③
黃綠色蔬菜含有豐富的胡蘿蔔素，若與油一起攝取，能提高胡蘿蔔素的吸收率。櫛瓜適合加入橄欖油拌炒。

第 13 題：答案④
「世界三大穀物」為小麥、稻米以及玉米。

第 14 題：答案④
儘管大部分的蔬菜都是採收當下的營養價值最高，但南瓜卻是在保存、成熟的過程中慢慢增添甜味。

第 15 題：答案②
澀味較重的茄子，可在切下後立即泡水以去除澀味，或在切口處抹鹽後靜置一段時間，以廚房紙巾將苦澀成分拭去。

第 16 題：答案②
蕃茄是受到世界各地歡迎的蔬菜。黃綠色蔬菜的定義為「每 100 克可食用部分裡胡蘿蔔素含量達 600μg 以上」的蔬菜。事實上，蕃茄及青椒的胡蘿蔔素含量雖然未達標準，但因食用分量多且頻繁，也一併歸類為黃綠色蔬菜。

第 17 題：答案③
青椒、獅子唐椒及甜椒在分類上皆為茄科辣椒屬，秋葵的分類則是錦葵科秋葵屬。

第 18 題：答案④
蘋果具有延緩馬鈴薯發芽時間的功用，因此兩者一起放置保存，能延長馬鈴薯保存期限。

第 19 題：答案③
常溫下保存的香蕉所出現的斑點稱為「Sugar spot（糖斑）」，當香蕉上的 Sugar spot（糖斑）出現時，代表正值美味的時期。

第 20 題：答案③
造成檸檬酸味的主要成分為檸檬酸，具有消除疲勞、改善壓力等效果。

第 21 題：答案④
深綠色且尚未開花的青花菜品質較為優良，應挑選莖部較粗，切口處無空隙者佳。

第 22 題：答案②
胡蘿蔔不耐潮濕的環境，應以報紙包裹，乾燥的冬季可於常溫下保存，夏季則放入冰箱冷藏。此外，帶葉的胡蘿蔔會使根部的風味降低，因

此宜切開，與根部分別保存。剛切好或尚未使用完畢的胡蘿蔔，則以包鮮膜或保鮮袋包裹後放入冰箱冷藏保存。

第 23 題：答案④
青首蘿蔔靠近葉子的部分較甜，適合製成沙拉生食，中間部分適合作為關東煮或燉煮料理的食材，尾端部分較為辛辣，適合製成調味料或醃漬物。

第 24 題：答案①
處理牛蒡時，建議以蔬果菜瓜布簡單清洗外皮，或以刀具的刀背輕輕刮去表面塵泥即可。不論是削去牛蒡的表皮或將之浸泡醋水，都會白白浪費表皮珍貴的營養素。

第 25 題：答案②
「澱粉酶」是一種能促進澱粉及肝醣分解，使之轉換成醣類 的消化酵素，又稱為澱粉水解酵素，具有幫助消化、防止因胃食道逆流而造成的胸悶，以及促進食慾等功能。

第 26 題：答案③
紫地瓜或茄子含有多酚類之一的「花青素」，是青紫色天然色素。葉綠素是綠色的天然色素，玉米黃素是橙色的天然色素，而葉黃素是黃色的天然色素。

第 27 題：答案④
馬鈴薯的維生素 C，不但含量豐富，同時也受到澱粉保護，因此較為耐熱。

第 28 題：答案②
芋頭不耐低溫及乾燥，因此宜在帶泥的狀態下以報紙包裹後，置於陰涼處保存。

第 29 題：答案②
大豆的營養成分約 30% 以上是蛋白質，特別是必需胺基酸的含量十分豐富均衡。

第 30 題：答案③
松茸、松露、牛肝菌菇為著名的高級菇類，有「世界三大菇類」之稱。魚子醬是以鹽醃漬鱘魚的魚卵所製成的高級食材。

2 級－蔬菜世界「博士級」

第 1 題：答案①
應挑選高麗菜的外層葉子呈深綠色，且切口處未鼓起者佳。

第 2 題：答案③
黃麻除了含有豐富的維生素及礦物質，胡蘿蔔素的含量在蔬菜界中也是數一數二地高，切碎後會產生黏稠成分的「黏液素」，十分適合稱為「國王的蔬菜」。

第 3 題：答案①
江戶時期小松菜主要栽種於今東京都江戶川區的小松川。

第 4 題：答案③
傳統民族料理所不可或缺的芫荽，英文稱作「Coriander」，中文又稱為「香菜」或「胡荽」，泰文則稱為「ผักชี」。

第 5 題：答案②
大蒜強烈且獨特香味來自一種稱為「蒜素」的成分，蒜素多包含在大蒜及蔥等蔬菜裡，除了有助於體內糖分的代謝外，與維生素 B1 結合後，能發揮強化體能的效果。

第 6 題：答案②
冬瓜兩字拆開來雖然寫成「冬」的「瓜」，但卻是產季在夏季的蔬菜。

第 7 題：答案③
青椒的形狀，大致可非為一般常見「獅子椒型」，還有多見於甜椒的「鐘型」，以及細長的「獅子唐椒型」等。

第 8 題：答案①
辣椒的辣味成分「辣椒素」，能促進與能量代謝相關的激素分泌，具有幫助脂肪燃燒、使身體溫暖，以及促進食慾等功能。

第 9 題：答案②
因蘋果具有植物性泛酸，加熱時建議使用琺瑯鍋或耐熱玻璃製的鍋子。

第 10 題：答案②
挑選甜瓜時，呈漂亮的圓球狀且底部香氣濃郁者佳。若為有網紋的甜瓜，則宜挑選紋路偏細者佳。於常溫下保存，當果柄的接軸開始枯萎時便是最佳食用時機。

第 11 題：答案①
栗子在日本產地為茨城縣、熊本縣及愛媛縣。

第 12 題：答案③
蜂斗菜（花蕾）的分類為菊科蜂斗菜屬。

第 13 題：答案④
朝鮮薊所富含的「洋薊酸」成分，能有效改善肝臟機能。

第 14 題：答案①
胡蘿蔔素會依照人體的需要，在體內轉換成維生素 A。

第 15 題：答案②
紅蘿蔔和白蘿蔔一樣同屬於高纖的「根莖類」，吃的都是地下根，但它們兩者不同科也不同屬，完全不是同一家族。

第 16 題：答案②
「味來」是一種別稱為「Miracle 甜玉米」，可直接生吃的玉米品種。

第 17 題：答案④
山藥含有「草酸鈣結晶」，因此種結晶不耐酸及高溫，開始研磨之前，可先讓山藥沾一些醋水，或將手浸泡在醋水一段時間，以減緩發癢的情形。

第 18 題：答案③
香菇的鮮味主要來自「鳥苷酸」。

第 19 題：答案③
新鮮的洋菇可直接生吃。義大利或法國便時常製作以生洋菇為食材的料理。

第 20 題：答案②
日本政府為預防生活習慣病的發生，訂定「每人每日需攝取蔬菜 350 克以上及水果 200 克以上」的目標值。

第 21 題：答案④
膳食纖維雖然不包含於人體必需的五大營養素之一，但其對人體的作用及功能也十分重要，因此被稱為「第六大營養素」。

第 22 題：答案④
南瓜在保存的過程中追熟，甜味會逐漸增加，因此建議不要放在冰箱冷藏保存。

第 23 題：答案②
香菇的鮮味來自一種稱為「鳥苷酸 (guanylic acid)」的成分，且加熱後鮮味更加提升，因此適合以燒烤或熱炒的方式烹調。

第 24 題：答案②
茄科的馬鈴薯所含的生物鹼以芽眼最多，由此可知為什麼馬鈴薯發芽不建議食用的原因。

第 25 題：答案④
許多人因缺乏維生素 B1 而罹患腳氣病之苦。

第 26 題：答案④
日本大豆約有 30% 以上為蛋白質，因為富含優良蛋白質 又稱為「長在田裡的肉」。

第 27 題：答案④
《大力水手》是當時美國的素食協會為了推廣素食主義而創造出來的人物，據說這部漫畫一

開始連載時設定並不是菠菜，而是吃掉一整顆高麗菜。

第 28 題：答案②
芋頭和山藥皆含有一種稱為「草酸鈣」的成分，會刺激肌膚，為改善此狀況，可事前以鹽巴搓洗雙手，或以醋水沾手後再開始削皮。

第 29 題：答案③
雖然大部分的蔬菜在採收當下的營養價值最高，但南瓜卻是在採收後的保存過程中逐漸成熟、增添甜味。

第 30 題：答案④
每年 11 月中到 12 月底，在苗栗銅鑼、台東知本、太麻里杭菊的盛產期，品種有「白花」、「黃花」兩種，分別被命名為「白雪」和「黃金菊」。

1 級－蔬菜世界「教授級」

第 1 題：答案④
菇類若水洗會使得豐富的鮮味成分流失，因此以廚房紙巾輕輕擦拭菇類上的髒汙即可，不須沖洗。挑選香菇時，菌傘未過度張開、肉質肥厚且內側菌褶淨白者佳。

第 2 題：答案③
日本為落實生活習慣病的預防，訂定「每人每日應攝取蔬菜 350 克以上、水果 200 克以上」的目標量。

第 3 題：答案①
五大營養素為蛋白質、脂肪、碳水化合物（醣類）、維生素及礦物質。膳食纖維被稱為「第六大營養素」，有助於調理身體。

第 4 題：答案③
根莖類蔬菜從冷水開始慢慢加熱燉煮，口感會較為軟嫩，甜味也會釋放出來。

第 5 題：答案①
將蔬菜乾燥處理後，因無殘餘水分，因此鮮味可凝聚濃縮。此外，乾燥蔬菜也具有可長期保存，且充分利用蔬菜每個食用部位等優點。

第 6 題：答案②
蘿蔔芽、芝麻葉及山葵都具有「異硫氰酸烯丙酯」的辛辣成分，具有抗氧化力及殺菌力。

第 7 題：答案①
日本的「指定蔬菜」，包含高麗菜、菠菜、萵苣、蔥、洋蔥、白菜、小黃瓜、茄子、蕃茄、青椒、蘿蔔、胡蘿蔔、芋頭以及馬鈴薯等 14 個項目。

第 8 題：答案③
目前民眾的食品購買地點，占比最高的為超市、量販專賣店，於超市、量販專賣店購買蔬菜、肉類的比率約上升至 70%，購買米、麵包的比率也提升至 50% 左右。

第 9 題：答案③
傳統蔬菜是由各地的自治團體、生產者、流通關係者及市民團體根據其栽培的歷史、地區及栽培方式來加以定義。

第 10 題：答案④
改良成適合江戶的氣候、風土，並形成今日東京飲食文化特色的「江戶東京蔬菜」，目前品項數量約達 42 種以上。

第 11 題：答案③
萵苣的英文名字之語源來自法文代表乳汁的「lac」一詞。因萵苣切開後會流出白色的乳狀液體（多酚的一種）而得名。

第 12 題：答案①
新鮮度是竹筍美味的關鍵，購買後應立即連皮一起水煮。為去除澀味成分，可加入米糠、小蘇打粉，並以蓋過竹筍高度的水量水煮約 2 個小時，完成後將外皮去除並浸泡冷水，放入冰箱冷藏保存。

第 13 題：答案④
挑選蕃茄時，外皮色澤均勻、顏色鮮紅、成熟、緊緻有彈性，且綠色蒂頭挺立者，較為新鮮。

第 14 題：答案③
每 100 克的檸檬約含有 50 毫克的維生素 C。

第 15 題：答案②
桃子的主要成分為果糖。

第 16 題：答案④
蓮藕的黏稠成分「黏液素」，以及外皮含有的「單寧」成分，皆具有整頓腸胃的作用。

第 17 題：答案③
玉米所含有的橙色「玉米黃素」，是動植物所含有的色素成分「類胡蘿蔔素」的一種。

第 18 題：答案③
「四季豆」是在菜豆未成熟的狀態下可連同豆莢一起食用的蔬菜。

第 19 題：答案③
維生素 K 與血液凝固有關，此外，維生素 K 與鈣皆為骨骼形成重要的營養素，因此停經後的女性更應積極攝取。①是「維生素 A」，②是「維生素 C」，而④為「維生素 E」的說明。

第 20 題：答案④
鐵可分為動物性食品中含有的血基質鐵，以及植物性食品中含有的非血基質鐵。因非血基質鐵的吸收率較低，若與維生素 C 一同攝取，可提高吸收率。

第 21 題：答案①
果膠及海藻酸是水溶性膳食纖維，纖維素及甲殼素是非水溶性膳食纖維。此外，隨著飲食生活結構的改變，二戰後日本國民所攝取的膳食纖維持續下降，根據統計，目前日本人平均每日所攝取的膳食纖維約不足 5 克。

第 22 題：答案②
①是「異黃酮」，③是「芸香苷」，④是「薑辣素」的說明。

第 23 題：答案③
請參考 p135 的表格。

第 24 題：答案④
①是「類胡蘿蔔素」，②是「多酚」，③是「葉綠素」的說明。

第 25 題：答案③
天門冬胺酸是人體可自行合成的「非必需胺酸」。

第 26 題：答案①
「得利卡評量分數（Delica Score）」的「安全」指標，是歷時多年時間，來評估農產品的來源是否含有風險，而非僅於評估時檢查。

第 27 題：答案②
根據 2016 年 2 月 28 日與日本 6 級產業化相關的綜合化事業計畫的統計，政府認定件數達 2,100 件以上，其中件數最多的項目為「蔬菜」，約占 31.8%。

第 28 題：答案③
日本人攝取的蔬菜當中，以蘿蔔最多，總量約達 109 萬公克，洋蔥約 102 萬公克，高麗菜約 87 萬公克，胡蘿蔔約 66 萬公克。

第 29 題：答案③
根據日本厚生勞働省制定的標準，每 100 克可食用部分裡胡蘿蔔素含量達 600μg 以上的蔬菜稱為「黃綠色蔬菜」。代表的蔬菜有菠菜、胡蘿蔔及南瓜等。

第 30 題：答案③
苦澀成分較重的蔬菜，若使用鹼性水來水煮，能讓植物的組織軟化，因此去除蔬菜的苦澀成分時，可在水裡加入食用的木炭水或小蘇打粉。

‥近100種蔬菜索引‥‥‥‥‥‥‥‥

171

參考文獻

【書籍】
· 坂木利隆 監修《健康蔬菜實用手冊》（2008 年，高橋書店）
· 白鳥早奈英／坂木利隆 監修《健康蔬菜實用手冊 進階版》（2009 年，高橋書店）
· 脇坂眞吏 監修《一眼挑出好食材》（2013 年，辰巳出版）
· 《綜合調理用語辭典》（2010 年，日本公益社團法人全國調理師養成設施協會）
【網站】
· 獨立行政法人農畜產業振興機構（alic）（http://www.alic.go.jp/）
· JA 全中（日本全國農業協同組合中央會）（http://ja-group.jp）
· Kewpie 股份有限公司「もっと野菜を。もっと食卓に。（more vegetables at table.）」
（http://www.kewpie.co.jp/yasai/index.html）

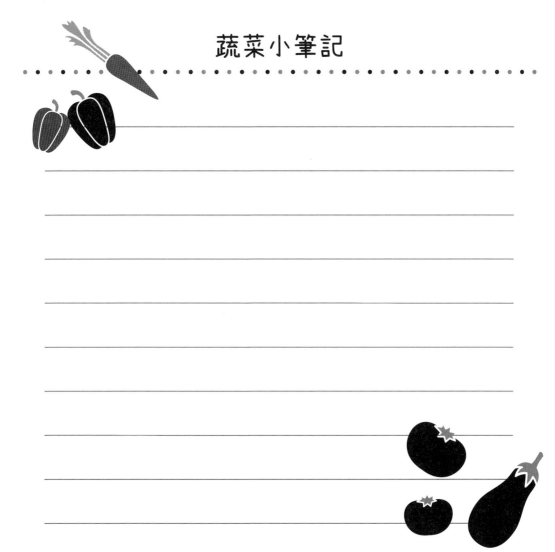

蔬菜小筆記